\ 先輩ナースの書きこみがぜ

コツ ぶっくす

人工呼吸器

兵庫県立尼崎総合医療センター　看護部　編著

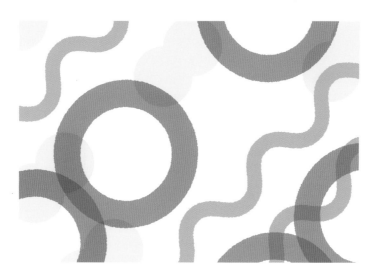

MC メディカ出版

コツぶっくすの特徴

本書は書名のとおり、基本的な解説に加えて「先輩ナースの書きこみ」がのっています。
基本的な内容は本文に、実践的なコツはページの外側に書かれているので、
大事なポイントがひと目でわかるのが特徴です。
どんどん書きこんで自分だけの "コツぶっくす" にしてもらえたらうれしいです！

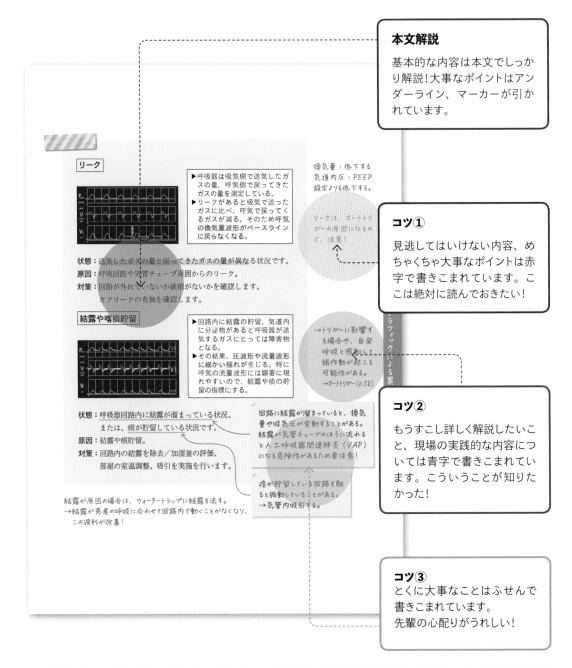

本文解説

基本的な内容は本文でしっかり解説！大事なポイントはアンダーライン、マーカーが引かれています。

コツ①

見逃してはいけない内容、めちゃくちゃ大事なポイントは赤字で書きこまれています。ここは絶対に読んでおきたい！

コツ②

もうすこし詳しく解説したいこと、現場の実践的な内容については青字で書きこまれています。こういうことが知りたかった！

コツ③

とくに大事なことはふせんで書きこまれています。先輩の心配りがうれしい！

・本書に記載されている手技・物品・機器などは一例であるため、各施設で統一された方法に従うようにしてください。また、COVID-19 および新規感染症の状況などで対応が一部変わることも考えられますので、最新の院内マニュアルや関連ガイドラインもご参照ください。
・本書の情報は 2021 年 1 月現在のものです。
・本書の編集制作に際しては、最新の情報を踏まえ、正確を期すよう努めておりますが、医学・医療の進歩により記載内容は変更されることがあります。その場合、従来の治療や薬剤の使用による不測の事故に対し、著者および当社はその責を負いかねます。

はじめに

「人工呼吸器、興味はあるけど苦手意識があって……」

「勉強したいとは思っているけど、何から手を付けていいかわかりません」

　私は以前よりこのような相談を受けることが多くありました。本書を手に取ってくださった皆さまも、自身がそのような思いを抱えていたり、相談されたことはないでしょうか？

　また、新型コロナウイルス感染症（COVID-19）の感染拡大が大きな問題になり、人工呼吸器が改めて注目されています。COVID-19 に罹患した患者さんは、重症化すると呼吸不全になり人工呼吸器を装着することがあります。患者さんの治療や看護を提供するためには多くの人員が必要となり、ICU に慣れていないナースが急な異動をする状況もあると聞きます。

　本書は、人工呼吸器が苦手なナースにとって「最低限これだけは」という基本的な知識を、わかりやすく学べることを目指しました。

　「教科書的知識＋先輩ナースの実践知」という、コツぶっくすシリーズのコンセプトに合わせて、基礎的な知識を本文で、臨床現場で注意してほしいこと・見落としがちなポイントや補足解説を手書き文字で解説しています。

　回路の組み立て間違い・加温加湿器のインシデント防止などのよくある注意点、人工呼吸器の設定・グラフィックの見方・患者観察のポイントなど、多くのナースから質問のある項目については、より丁寧に解説しています。実際の現場の様子がわかるように、写真をできるだけ使い、臨床ならではのコツも盛り込んだつもりです。はじめのうちは、誰しも人工呼吸器が「わからない」「怖い」などの不安はあると思います。本書が、少しでも苦手意識を克服し、先輩方と一緒にケアを考えていく一助になれば嬉しいです。

　なお、本書は当院のマニュアルをベースに作成しています。読者の皆さまが自施設のマニュアルや手順を改めて意識するきっかけにもなれば幸いです。

　執筆にあたり、当院看護部の皆さま、院内マニュアルの作成に携わった当院RST メンバーに改めてお礼申し上げます。また、医学監修を担当してくださった当院呼吸器内科の片岡裕貴先生、写真撮影に協力してくれた皆さまにも感謝します。

2021 年 1 月
執筆者を代表して
兵庫県立尼崎総合医療センター EICU・集中ケア認定看護師　石井あや美

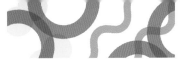

先輩ナースの書きこみがぜんぶのってる！ コツ ぶっくす

人工呼吸器

兵庫県立尼崎総合医療センター　看護部
編著

執筆者一覧

執筆

兵庫県立尼崎総合医療センター EICU・集中ケア認定看護師
石井あや美

前 兵庫県立尼崎総合医療センター CCU・慢性心不全看護認定看護師
宮地さやか

医学監修

兵庫県立尼崎総合医療センター 呼吸器内科・臨床研究推進ユニット
片岡裕貴

執筆協力

兵庫県立尼崎総合医療センター 看護部
高野絵理奈／金剛瑠璃子／福田将大／藤谷亜梨那／白川謙大／奥平知夏／
村田知子／只津加菜

知識編

1章　人工呼吸療法とは

"呼吸"の目的は、酸素を体内に取り込み、二酸化炭素を体外に排出すること。

人工呼吸療法の目的　＝人工呼吸器を使って呼吸を助ける

　人工呼吸療法の目的は、「**換気補助**」「**酸素化の改善**」「**呼吸仕事量の軽減**」の3つです。
　　　　　　　　　　　　＝肺胞換気量の維持

①**換気補助**：人が行う換気を、呼吸筋の代わりに人工呼吸器が行います。
　　　　　　　　　　　　　　　　　＝呼吸性アシドーシスの解除

②**酸素化の改善**：高濃度の酸素投与やPEEP（呼気終末陽圧）をかけることで、血流に酸素を取り込みやすくします。＝低酸素状態の解除

③**呼吸仕事量の軽減**：呼吸仕事量の増加とは、「気道抵抗の異常」「コンプライアンスの異常」「呼吸回数・呼吸パターンの異常」として現れます。＝呼吸筋疲労を軽減すること

酸素の需要と供給のバランスを保つことが大切！

$$\overbrace{需要 \quad\quad 供給}^{\triangle}$$

→バランスがくずれると呼吸困難になる。

人工呼吸器とは……

　"呼吸気道に設定した量のガスを供給することによって、肺胞換気を支援・管理するために用いる自動循環機能を備えた装置"のことです。また人工呼吸器を装着することで、"全身の酸素化を改善し、組織の虚血（各組織や臓器に血液のめぐりが悪くなって、必要な酸素が届かない状態）の進行を減らすこと"ができます。

→呼吸筋が疲れている状態とは…

大きな呼吸
速い呼吸
気道抵抗増加
肺コンプライアンス低下

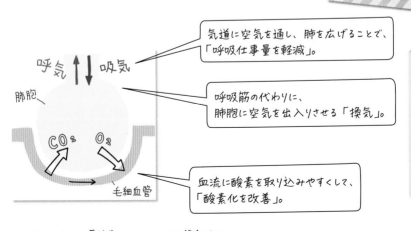

気道に空気を通し、肺を広げることで、「呼吸仕事量を軽減」。

呼吸筋の代わりに、肺胞に空気を出入りさせる「換気」。

血流に酸素を取り込みやすくして、「酸素化を改善」。

換気とは、肺胞に吸入したガスが毛細血管との間の拡散によりCO_2を体外へ排出すること。換気不全になるとCO_2が蓄積される。

CO_2とO_2は「拡散」によってガス移動する。
（CO_2の拡散はO_2の約20倍。CO_2の排出は速い）

急変に備えてすぐ使用
できるようにしておく！

人工呼吸療法の種類

【手動式】用手換気用具

ジャクソンリース	バッグバルブマスク
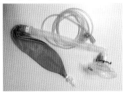	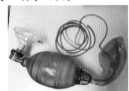
・非膨張式の手押しバッグ ⊙酸素ボンベ、酸素配管が必要 ・バッグを押す感触で肺の硬さや痰の貯留状況がわかる ・操作に技術を要する ・バッグを膨らませすぎないように注意する	・自動膨張式の手押しバッグ ・周りの空気を取り込む ・酸素をつながなくても換気できる ・リザーバー付きのものだと高濃度の酸素を供給できる（酸素ボンベ・配管につないだ場合）

→酸素がないと、バッグが広がらない ＝換気ができない

ジャクソンリースもバッグバルブマスクの一種だが、右の"アンビューバッグ"を"バッグバルブマスク"と呼ぶことが多い。

【機械式】

▶ 非侵襲的 NPPV

一般に、人工呼吸の導入前後では、鼻カヌラ、酸素マスクなどを用いた酸素投与が行われます。こうした条件で酸素化が達成できない場合や患者の呼吸疲労が強い場合、専用のマスクをつけて陽圧換気を行う、非侵襲的な人工呼吸管理に移行します。

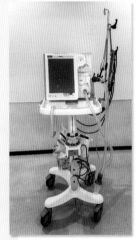

NPPV → p.77

▶ 侵襲的 気管挿管、気管切開

気道確保が必要とされる場合、気管挿管や気管切開を行います。この本で主に解説している人工呼吸療法は、これにあたります。

【体外循環式】

体外式膜型人工肺（extracorporeal membrane oxygenation: ECMO）

重症呼吸不全患者や重症心不全患者に用いられます。患者の体内から血液を抜き出して、人工肺で二酸化炭素を除去しつつ赤血球に酸素を加えて体内に戻すことにより、肺が本来行う「二酸化炭素除去」と「酸素化」を代替します。

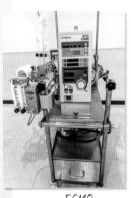

ECMO

気管挿管の適応
・気道を確保（昏睡、舌根沈下、上気道閉塞の場合）
・NPPVで改善しない呼吸不全
・心停止に対する蘇生処置
・クリアランスの確保（気道分泌物、出血がある場合）
・検査・麻酔目的

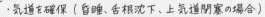
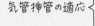

人工呼吸のしくみ

人工呼吸と自然呼吸の
違いを理解することが大事！！

　吸気として、気道内圧に陽圧をかけて空気を送り込みます（気道内圧・胸腔内圧も増加）。送気をやめると、広げられていた肺が自ずと縮むことで、空気が外へ押し出されます（呼気）。

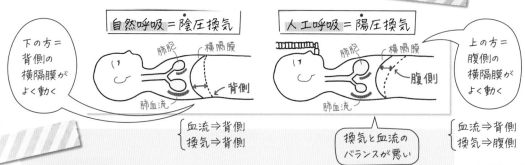

自然呼吸＝陰圧換気

下の方＝
背側の
横隔膜が
よく動く

肺胞　横隔膜

肺血流　　背側

血流⇒背側
換気⇒背側

人工呼吸＝陽圧換気

肺胞　横隔膜

腹側

肺血流

換気と血流の
バランスが悪い

上の方＝
腹側の
横隔膜が
よく動く

血流⇒背側
換気⇒腹側

自然呼吸のしくみ

　まず、呼吸筋の作用で胸腔内圧が陰圧化します。それに伴って、肺が受動的に伸展して吸気が生じます。その後、肺自体の "縮小しようとする弾力性" により体積が減少し、その分が呼気として外へ押し出されます。

自然呼吸では、胸腔内は常に陰性で維持されており、肺は膨らんだ状態にある。

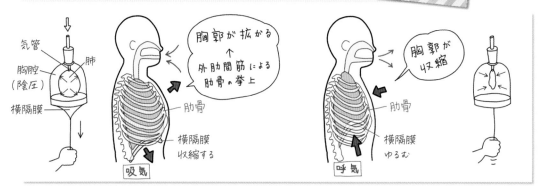

気管

胸腔
（陰圧）

肺

横隔膜

胸郭が拡がる
↑
外肋間筋による
肋骨の挙上

肋骨

横隔膜
収縮する

吸気

胸郭が
収縮

肋骨

横隔膜
ゆるむ

呼気

横隔膜は腹側（下方）へ引っ張られる
→腹腔臓器は下方から前方へ移動
→外肋間筋は肋骨を挙上し胸郭を拡げる

※背中の横隔膜もよく動く
　＝たくさんの空気が流入する
　　→ガス交換の効率がよい
※肺胞も外側に引っ張られて
　拡大する

腹直筋・内外腹斜筋・腹横筋などの呼吸筋の収縮により腹腔内圧が上昇し、横隔膜が挙上する
→肺胞や胸郭の弾性収縮によって受動的に呼気となる

安静時の吸気は、約8割が
横隔膜の運動によるもの。

横隔膜は、胸腔と腹腔を境界する、ドーム状の骨格筋。

この表は、
"挿管したとき""挿管中""抜管するとき"、
アセスメントやケアの際に活用する。
◎何を観察するかを、具体的に先輩と共有！

自然呼吸と人工呼吸の違い

	自然呼吸	人工呼吸
平均気道内圧	低い	高い
気道内圧	吸気で陰圧	吸気で陽圧
平均胸腔内圧	低い	高い
胸腔内圧	常に陰圧	吸気時、一時的に陽圧
循環抑制	なし	あり
静脈還流		減少
仰臥位の横隔膜の動き	背側で大きい	腹側で大きい
肺血流量	背側が多い	背側が多い
換気血流比	均等	不均等

気道内圧や胸腔内圧が、「陰圧か陽圧か」によって、全身への影響も異なる。
人工呼吸器装着中の合併症を考えるときのヒントにつながる。

　上の表からもわかるように、人工呼吸器を装着すること自体が、生体の自然な生理的メカニズムを妨げるものとなっています。合併症の予防や人工呼吸器からの早期離脱は、とても重要なことです。

→離脱のプロセスは
p.15

［人工呼吸器からの早期離脱のメリット］
・人工呼吸器関連肺傷害（VALI）、人工呼吸器関連肺炎（VAP）、
　呼吸筋萎縮を防ぎます。
・ICUの在院日数の短縮、医療費コストの削減に貢献します。
・生活の質（QOL）や日常生活動作（ADL）を改善します。

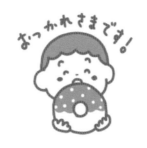
おつかれさまです！

呼吸不全とは

　呼吸は酸素（O_2）の取り込みと二酸化炭素（CO_2）の排出の2つの仕組みから成り立ちます。

　呼吸不全とは、酸素の取り込み、二酸化炭素の排出に異常がある状態で、室内空気呼吸時の動脈血酸素分圧（PaO_2）が 60 Torr 以下の状態を低酸素血症といいます。

→人工呼吸の
　くわしい開始基準は
　　p.14

　そして、動脈血二酸化炭素分圧（$PaCO_2$）の値によって、Ⅰ型とⅡ型の呼吸不全に分類されます。

	正常	Ⅰ型呼吸不全	Ⅱ型呼吸不全
動脈血酸素分圧（PaO_2）	80〜100 Torr	60 Torr以下	60 Torr以下
動脈血二酸化炭素分圧（$PaCO_2$）	35〜45 Torr	45 Torr以下	45 Torrを超える

Ⅰ型呼吸不全：O_2 の取り込みだけが障害される

Ⅱ型呼吸不全：O_2 の取り込みも CO_2 の排出も障害される

　つまり、呼吸不全の病態とは、「低酸素血症、あるいは高二酸化炭素血症、またはその両者」ということです。次ページの表に、酸素化不全と換気不全の病態と疾患をあげます。

低酸素血症の原因
①肺胞低換気…換気量が減少する
②拡散障害…肺胞と毛細血管の間のがス交換が障害される
③換気血流比不均等…換気と血流のバランスが悪い
④肺内シャント…換気のない血流

酸素化不全と換気不全の病態と疾患

酸素化不全
①換気血流比不均等 　肺気腫、肺塞栓、心不全など
②肺内シャント 　肺炎、無気肺、ARDSなど
③拡散障害 　肺水腫、間質性肺炎、肺線維症など

換気不全
①呼吸中枢の抑制 　薬剤（麻酔薬、鎮静薬など）、脳血管障害（脳出血、脳梗塞など）など
②神経伝達障害 　脊髄損傷など
③神経筋障害 　重症筋無力症、ギランバレー症候群など
④胸郭運動障害 　胸部外傷（気胸、血胸、肺挫傷など）
⑤気道の障害 　上気道閉塞（舌根沈下、気道異物、喉頭浮腫など） 　末梢気道閉塞（気管支喘息、慢性閉塞性肺疾患など）

神経筋疾患患者には、以下がみられる
・呼吸回数の低下
・呼吸筋の収縮力の低下
・換気が十分でない状態

人工呼吸療法は、呼吸不全となり、自力での酸素化や換気が困難となった場合に、その場をしのぐ対症療法。つまり、呼吸不全に至った原因に対しての治療ではない。患者さんの呼吸不全の回復には、根本的な治療を行うことが重要。

◎酸素化や換気の異常がある場合、交感神経が優位となり、呼吸回数を増やして、代償しようとする。
　→呼吸回数が増加することで、呼吸筋が疲労する。呼吸回数は1分間、患者さんの胸郭をみて測定する。
　→交感神経が優位なので、末梢冷感・冷汗・皮膚湿潤を認めることがある。冷感や冷汗があり、皮膚がじっとりしている患者さんに会ったときは、立ち止まって観察する！

人工呼吸器を装着した患者さんを受け持ったとき、挿管した経緯や、何の目的（酸素化の改善、換気の改善、呼吸仕事量の軽減）で人工呼吸器を装着しているのか、考えることが大切！目的がわからないときは、先輩や医師に相談する。

この患者さんはなぜ人工呼吸器を装着しているのだろう？

2章　開始基準と離脱基準

呼吸不全の病態と人工呼吸の開始基準

　呼吸不全の病態は、人工呼吸管理の適応となります。ただし、以下の4つに分類され、それぞれに人工呼吸の開始基準が異なります。

- Ⅰ型の呼吸不全：低酸素血症
- Ⅱ型の呼吸不全：低酸素血症と高二酸化炭素血症
- 急性呼吸不全：急激に起こる呼吸不全のこと
- 慢性呼吸不全：呼吸不全状態が最低1カ月以上持続する場合のこと

呼吸不全の病態の違いによる人工呼吸の開始基準

内容	項目	開始適応の値	正常範囲
換気力	呼吸回数（回/分）	<5 または35>	10〜20
	1回換気量（mL/kg）	<3	8〜12
酸素化能	P/F比*	<100	356〜500
換気効率	$PaCO_2$（Torr）	>60	35〜45

＊ P/F比とは……
「酸素化係数」と呼ばれ、「$PaO_2 \div FiO_2$」で求められる酸素化の指標で、400以上で正常。
例えば、$FiO_2$30%、$PaO_2$90 Torrの場合、90 ÷ 0.3=300 となる。

目安として以下を覚えておきましょう！

- 自発呼吸がない　　　　　　　　　　　　→ 胸郭が動いていない
- 自発呼吸がとても弱い
- 酸素投与しても P/F 比 100 Torr "未満"に　= 酸素が少ない
- $PaCO_2$ 60 Torr "超"　　　　　　　　　= 二酸化炭素が多い

人工呼吸の開始基準と気道確保の適応は異なる。気道確保が必要でも、人工呼吸が必要じゃない場合もあるので、気をつける！！

酸素化のモニタリングでは、酸素飽和度（SpO_2）や動脈血酸素分圧（PaO_2）を頻用するが、SpO_2やPaO_2は、酸素吸入などの条件により変化する。同じ「PaO_2 100」であっても、室内空気下（吸入酸素濃度〈FiO_2〉21%）とFiO_2 50%の酸素を使用したときでは、「PaO_2 100」が示す酸素化の意味合いが異なる。
人工呼吸器装着時も同様に、「PaO_2 100」でもFiO_2の量で、酸素化の意味合いは異なってくる。つまり、室内空気下で「PaO_2 100」は正常。しかし、酸素投与されている場合はそれを加味して考える必要があり、その際に用いるのがP/F比。

人工呼吸の離脱過程と基準 [1]

> ウィーニング（weaning）＝「離脱」

　人工呼吸が必要な病態が改善し、実際に抜管や自然呼吸が成功するまでの過程を示します。

```
1. 離脱の可能性の評価
        ↓
2. 鎮静状態からの離脱　※自発覚醒トライアル（SAT）で評価
        ↓
3. 人工呼吸からの離脱　※自発呼吸トライアル（SBT）で評価
        ↓
4. 抜管の検討
```

SAT は自己抜管の
危険性アリ！
医師としっかり
コミュニケーションをとり、
患者さんの安全を
守る。

1. 離脱の可能性の評価

　ウィーニング開始可能かどうか、毎日、患者の状態を評価します。

看護師に声かけなく、
医師が SAT を
行っている場合は
注意！

ウィーニングの開始基準

●呼吸不全の原因となった病態が改善されている	
☑全身状態が安定している ☑疾患のコントロールがついている ☑意識レベルが保たれている ☑炎症が鎮静化している	☑血行動態が安定している ☑代謝機能が安定している

●適切な酸素化がなされている
☑換気が維持できていて、早く浅い呼吸ではない 　（呼吸回数：>10回/分、かつ、≦35回/分、一回換気量：≧5 mL/kg、 　分時換気量：≧10 mL/分、$PaCO_2$：>35 Torr、かつ、<45 Torr） ☑酸素化が保たれている（P/F比 150〜200）

●自発呼吸が可能である
☑中枢性の換気抑制がない

●血行動態が安定している
☑活動性の心筋虚血がない ☑循環動態が安定している →大丈夫ならSAT（Spontaneous Awaking Trial；自発覚醒トライアル）の実施 ☑鎮静薬を中止または減量し、自発的に覚醒が得られるかをみるSATトライアルを行い、評価する

「大丈夫だ」と思って
患者さんを観察するの
ではなく、
「何かおかしいことは
ないかな？」と
思って観察する。

2. 自発覚醒トライアル（Spontaneous Awakening Trial: SAT）

SBTと混合しないように！

自発覚醒トライアル（SAT）

「SAT開始基準」を
満たしている
↓ Yes
持続鎮静薬の中止
または減量
↓
30分〜4時間観察
↓
鎮静スケール
（RASS）で
覚醒を評価 → RASS p.109
↓
「SAT成功基準」を → No → 鎮静薬の再開
満たしている   ↓ 治療・改善
↓ Yes   翌日、再評価
SBTへ

SATを行っているときは、
患者さんのそばを
離れない！
↓
異常の早期発見と
対応につながる！

おかしい
さっきと何か違う
患者さんの様子が変

……と思ったら、
患者さんのそばを
離れずに、
先輩に相談！

SAT 開始安全基準

※以下の事項に該当しない。
・興奮状態が持続し、鎮静薬の投与量が増加している
・筋弛緩薬を使用している
・24時間以内の新たな不整脈や心筋虚血の徴候
・痙攣、アルコール離脱症状のための鎮静薬を持続投与中
・頭蓋内圧の上昇
・医師の判断

覚醒と苦痛
を評価！

SAT 成功基準　※①、②ともに満たした場合を「成功」とする。

①RASS：−1〜0
②鎮静薬を中止して30分以上過ぎても以下の状態とならない
・興奮状態
・持続的な不安状態
・鎮痛薬を投与しても痛みをコントロールできない
・頻呼吸（呼吸回数≧35回/分、5分間以上）
・SpO_2＜90%が持続し対応が必要
・新たな不整脈

3. 自発呼吸トライアル（Spontaneous Breathing Trial: SBT）

　人工呼吸器のサポートが最小限の状態（CPAPモード・SPONTモードなど）、または、サポートがないTピースの状態で自発呼吸の耐久性を評価し、人工呼吸の離脱が可能か判断します。

※「SATに成功」→「SBT開始安全基準」をすべて満たす→「SBT実施」

自発呼吸トライアル（SBT）

「SBT開始基準」を満たしている
⬇ Yes
CPAPまたはTピースに変更
⬇
30分〜2時間以内の観察
⬇
「SBT成功基準」を満たしている
Yes ⬇　　　｜No
人工呼吸器離脱・抜管を検討　　　⬇
STB前の人工呼吸器の設定にする
⬇ 治療・改善
再度SBTを行う

SBT成功基準

- ・呼吸回数＜30回/分
- ・開始前と比べて明らかな低下がない
- ・心拍数＜140bpm、新たな不整脈や心筋虚血の徴候を認めない
- ・過度の血圧上昇を認めない
- ＊以下の呼吸速迫徴候を認めない（SBT前の状態と比較）
  - ・呼吸補助筋の過剰な使用がない
  - ・シーソー呼吸（奇異性呼吸）
  - ・冷汗
  - ・重度の呼吸困難、不安感、不穏状態

SBT開始安全基準

原疾患の改善を認め、①〜⑤すべてを満たした場合、SBTを行う

①酸素化が十分である
☑FiO$_2$≦0.5かつPEEP≦8 cmH$_2$Oのもとで SpO$_2$＞90%

②血行動態が安定している
☑急性の心筋虚血、重篤な不整脈がない ☑心拍数≦140bpm ☑昇圧薬の使用について少量は許容する

③十分な吸気努力がある
☑一回換気量＞5 mL/kg、分時換気量＜15 L/分 ☑rapid shallow breathing index（1分間の呼吸回数/一回換気量〈L〉）＜105/分/L ☑呼吸性アシドーシスがない（pH＞7.25）

④異常呼吸パターンを認めない
☑呼吸補助筋の過度な使用がない ☑シーソー呼吸（奇異性呼吸）がない

⑤全身状態が安定している
☑発熱がない ☑重篤な電解質異常がない ☑重篤な貧血を認めない ☑重篤な体液過剰を認めない

SBTは、呼吸能力を評価
↳呼吸能力とは、酸素化と換気のこと

SBTを評価しているときは、患者さんのそばを離れない。継続的に観察する。

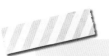

15L / 分以上は、SBT を控える。

分時換気量の増加も
呼吸仕事量の増加
として考える！

SBT 中の観察ポイント

呼吸状態	・呼吸回数、呼吸様式、リズム ・呼吸困難などの自覚症状 ・呼吸補助筋の使用の有無 ・呼吸仕事量の増加 ・SpO_2、pH、PaO_2、$PaCO_2$ ・動脈血液ガス分析値 ・人工呼吸器装着中の場合： 　一回換気量や分時換気量の変化 ・気道分泌物の性状や量の変化 ・咳嗽力
循環	・心拍数の増加や不整脈出現の有無 ・発汗・冷汗の有無 ・末梢冷感の有無 ・血圧変動
意識	・意識レベルの変化 ・不穏・せん妄の出現の有無
その他	・不安感

"SBT 成功基準" は、"抜管基準"
ではない！
SBT が成功するというのは、
「呼吸補助が必要ない」ということ。
気道の問題は、また別のコト！

【呼吸筋疲労の観察ポイント】
・呼吸回数の増加（30～50回 / 分
　または 50% 以上の呼吸数増加）がない
・努力様呼吸がない
・咳嗽反射や適度な咳嗽力がある
・心拍数の増加や不整脈の出現がない
・発汗や冷汗などがない

呼吸回数がわかりやすいポイント

SBT を中断する場合

☑ SBT成功基準を満たせない場合、SBTは中止。
☑ 中止後は、まず呼吸筋の十分な休息が大切。当日は人工呼吸器管理とする。
☑ 失敗した原因について検討する。← 多職種で評価！
※呼吸筋の疲労回復には24時間以上かかる。

・医師
・臨床工学技士
・薬剤師
・理学療法士

4. 抜管の検討

　SAT・SBT に成功したら、抜管を検討します。
　しかし、人工呼吸器離脱条件をクリアしても抜管が失敗するリスクはありますし、抜管によって気道の浮腫や狭窄が発生するリスクもあります。これらが懸念される場合は、「カフリークテスト」などで評価します。

抜管に伴い、人工気道（気管チューブ）がなくなって、上気道狭窄・閉塞の危険性がある！

抜管後の気道狭窄の危険性を
判断する一つのやり方

カフリークテストとは……　カフリークテストは必須ではないよ！
カフに空気を注入した状態の一回換気量とカフの空気を抜いた（脱気）状態の一回換気量を測定し、各一回換気量の差から、チューブ周囲から空気がリークするかどうかを調べ、抜管後の上気道狭窄を予測する。リークがない場合、気道の閉鎖や狭窄が疑われることになる。

・医師と話し合って、実施するか検討。
・実施する前には、口腔、カフ上を吸引。

3章　人工呼吸器のしくみ

　人工呼吸器とは、ひとことで言うと、"圧力を使って酸素（ガス）を肺に送り込み、呼吸を助ける機械"です。ガスを加温する「人工鼻」と「加温加湿器」を使用した回路を、それぞれおさえましょう。

人工鼻使用時の回路（Puritan Bennett™ 980 series の場合）

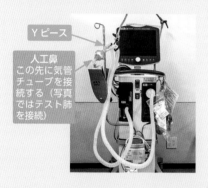

Yピース

人工鼻
この先に気管チューブを接続する（写真ではテスト肺を接続）

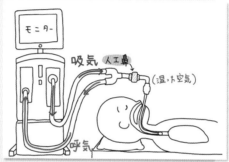

モニター

吸気　人工鼻　（温った空気）

呼気

①壁などにあるガス（酸素・圧縮空気など）を供給する接続口と人工呼吸器をホースでつなぐと、ガスが呼吸器に供給されます。

②供給されたガスは、人工呼吸器内で酸素濃度や流量、圧力が調節されます。

③調節されたガスは、人工呼吸器の吸気口から出て、吸気側のホースを通ってYピースまで送られます。

④Yピースまで届いたガスは、人工鼻を通ることで適度に湿気を加えられたり温められたりしてから、患者の肺に届きます。

⑤肺から出された呼気は、今度は呼気側のホースを通り、人工呼吸器の排気口からは空気中へと排出されます。

コレ！

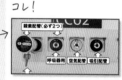

酸素配管（必ず2つ）

呼吸器用　空気配管　吸引配管

→ p.36

重要

人工鼻のしくみ

・人工鼻は患者さんの呼気中に含まれる水分をフィルターでキャッチし、吸気時にその水分を利用して加湿する。

・必ず1日1回交換することが必要。

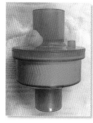

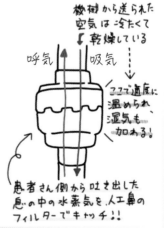

機械から送られた空気は冷たくて乾燥している

呼気　吸気

ここで適度に温められ湿気も加わる！

患者さん側から吐き出した息の中の水蒸気を人工鼻のフィルターでキャッチ！！

加温加湿器使用時の回路（Puritan Bennett™ 980 series の場合）

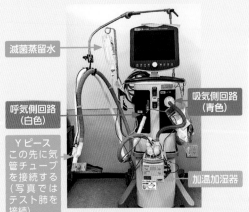

滅菌蒸留水

呼気側回路
（白色）

Yピース
この先に気管チューブを接続する
（写真ではテスト肺を接続）

吸気側回路
（青色）

加温加湿器

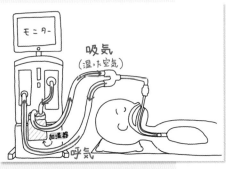

モニター

吸気
（温った空気）

加湿器

呼気

①壁などにあるガス（酸素・圧縮空気など）を供給する接続口と人工呼吸器をホースでつなぐと、ガスが呼吸器に供給されます。

②供給されたガスは、人工呼吸器内で酸素濃度や流量、圧力が調節されます。

③調節されたガスは、人工呼吸器の吸気口から出て、加温加湿器で適度に湿気を加えられたり温められたりします。

④加温加湿器を出たガスは、また吸気側ホースを通り患者の肺に届けられます。

⑤肺から出された呼気は、今度は呼気側ホースを通り、人工呼吸器の排気口からは空気中へと排出されます。

人工呼吸器の中の呼気側／吸気側の弁が交互に開閉して制御！

注意すること！
・回路内の異常な結露（結露はとても汚い）
・蒸留水が空になって釜が空焚きになってしまう
　（乾燥した空気が送気される）

人工呼吸管理に加温加湿が必要なのはなぜ？

　人工呼吸管理で使用される医療ガスは、低温で乾燥しています。人工気道を介した呼吸を行うときには、気道粘膜の損傷を防ぎ、分泌物によるチューブの閉塞を防止するために加温加湿を行います。

【乾燥や低温ガス吸入で気道に生じる問題】 加湿しないと…

・気道粘膜の乾燥や変性、粘膜線毛運動の抑制。
・挿管チューブや気管切開チューブの閉塞、気道分泌物の粘度上昇、喀出困難。

【加温加湿の効果】 加湿すると…

・気道分泌物の粘度が下がり、生体の持つ線毛運動や咳反射による排出機能が向上。

　前述したように、人工呼吸管理中の加湿には、加温加湿器または人工鼻を用います。併用は禁忌であり、どちらを選択するかによって、回路構成・使用回路が異なります。

→ p.45 ～

▶加温加湿器が推奨される場合

　以下のような場合に、加温加湿器の使用が推奨されます。

・気道分泌物が人工鼻に付着してしまう場合（大量の喀痰、泡沫痰を吹き出す肺水腫、気道・肺胞出血）
・リークが多い場合（カフなしチューブ、気胸、NPPV など）
・小児
・人工鼻での加湿不十分な場合
・人工鼻の重さにより回路の保持ができない場合
・人工鼻の抵抗や死腔が無視できない場合

加温加湿器と人工鼻を併用すると、人工鼻が濡れて目詰まりする。
↓
患者さんが呼吸する回路が目詰まりした状態になるので、息ができず苦しい状態となる。

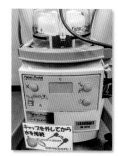

MR850™

・死腔とは…
　気道にはガス交換に関与する部分と
　関与しない部分があり、関与しない部分を死腔という。
　（死腔換気量は約 150mL ある）

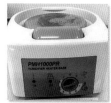

PMH-1000PR™

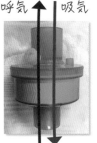

人工呼吸器側

呼気　吸気

患者さん側

Yピースと気管
チューブの間に装着
し、患者さんの呼
気中の水分と熱を
蓄積して、吸気を
加温加湿する。

人工鼻の特徴

▶人工鼻のメリット

・回路の簡略化。

・コストの削減。

・回路に結露ができないため、ウォータートラップが不要です。

・バクテリアフィルターを内蔵しています。

▶人工鼻のデメリット

・加温加湿器よりも加湿性能が劣ります。

・気道分泌物などによりフィルターが目詰まりすることがあります。

・死腔、回路抵抗の増加。

▶人工鼻が禁忌となる場合

・気道分泌物が人工鼻に付着してしまう場合（大量の喀痰、泡沫痰を吹き出す肺水腫、気道・肺胞出血）。

・リークが多い場合（カフなしチューブ、気胸、NPPVなど）。

・小児。

・人工鼻での加湿不十分な場合。

・人工鼻の重さにより回路の保持ができない場合。

・人工鼻の抵抗や死腔が無視できない場合。

※ネブライザーを使用した後は、人工鼻は目詰まりを起こしやすいので、新しい人工鼻に変える。

▶加温加湿器と人工鼻が併用禁忌である理由

　人工鼻と加温加湿器との併用は禁忌であるため、注意しましょう。理由は以下です。

・加温加湿器から発生した水分により、人工鼻が目詰まりします。

・人工鼻の過度の吸湿による流量抵抗の増加や人工鼻のフィルター閉塞が起き、換気が困難となる恐れがあります。

こういうのもある！

HMEブースター（メディサイズ社製）

・人工鼻と併用して加温加湿能力を高めることができる

・ブースターセットは全体を1日1回交換する

・熱傷に注意！

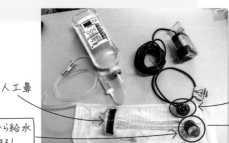

トランスフォーマー：
先端をTピースに
差し込んで電源
ONで、加温

人工鼻

Tピース：ここから給水
＋しっかり加湿できる！

→患者さん側へ

※ハードボトルの蒸留水のため、
使用時にはエア針が必要。

実践編

4章　気管挿管の手順

挿管に必要な物品を準備する

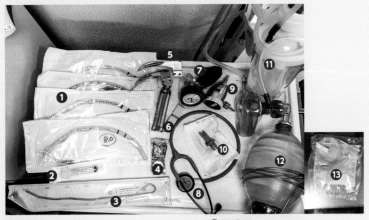

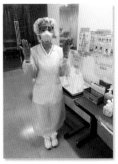

COVID-19 のこともあり、
PPE はしっかり装着！

❶気管チューブ
　（成人用：6.5 ～ 8.0mm）
❷カフ用シリンジ　10mL
❸スタイレット
❹潤滑剤
　（キシロカインゼリー、カテゼリー）
❺喉頭鏡　※組み立てておく
　（サイズ：男性→4号、女性→3号）
❻固定用テープ
❼カフ圧計

❽聴診器
❾酸素流量計
❿バイトブロック
⓫吸引セット
⓬用手換気用具
　（バッグバルブマスク）
⓭EtCO₂センサー
　（カプノメーター）
・人工呼吸器
・救急カート

・物品の不足によっ
　て処置が中断さ
　れないようにする！
・一連の流れをイ
　メージして準備！

物品のセッティング

・気管挿管セット、吸引の準備を行います。
・鎮静薬、筋弛緩薬、抗不整脈薬、鎮痛薬などの薬剤と救急カート
　を準備します。
・モニターを装着します。

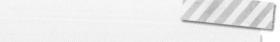

気管挿管の適応
・気道を確保（昏睡、舌根沈下、上気道閉塞の場合）
・NPPV で改善しない呼吸不全
・心停止に対する蘇生処置
・クリアランスの確保（気道分泌物、出血がある場合）
・検査・麻酔目的

気管挿管の準備

▶気管チューブの準備

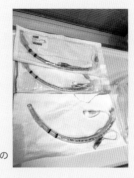

- 気管チューブの太さを医師に確認
後、患者に合った気管チューブを準
備します（前後3種類の気管チュー
ブを準備）。

気管チューブは前後3種類の
太さのものを用意

成人男性
8.0mm 前後
成人女性
7.5mm 前後

- 気管チューブのカフを注射器で膨らませ、空気漏れがないか、均
等に膨らむか確認します。

めくって開封した袋の
内側は清潔に扱う

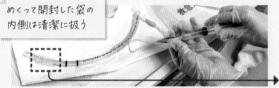

気管チューブの袋を開封し、その袋の内側中央で、パイロットバルーン側から注射器で空気を
入れ、カフの膨らみをチェック

- 気管チューブにスタイレットを挿入し、チューブの先端がカーブ
を描くように弯曲させます（経鼻挿管時は不要）。

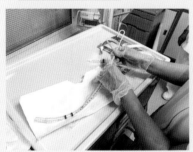
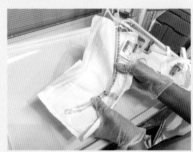

- 気管チューブの先端から、カフ周囲にカテゼリーを塗り、不潔に
ならない位置に置きます。

気管チューブは滅菌されて袋に入っている。
開封後、先端が不潔にならないようチューブには直接触らず、袋の内側を清潔操作に利用する。
※片面（上）は透明で、片面（下）は白色。
①白い面の上（内側）でチューブのカフやスタイレットを準備。その際、袋に手がなるべく触れない
よう注意。
②透明の面の内側も不潔にならないよう注意する（広げるので、ある程度の空間が必要）。
③気管チューブを曲げるときは、上の面（透明の方）を下の面（白い方）に重ねて袋の外側のみ
を触るようにする。

▶口腔内を確認する

・義歯があれば、除去し、紛失しないように保管します。

・口腔内を観察し、動揺歯の有無を確認します。

・可能な限り気管挿管前に口腔ケアを実施します。

鼻を突きだしてクンクン「においを嗅ぐような頭位」という意味。

▶処置しやすいよう体勢・環境を整える

・患者の後頭部に 5 ～ 10cm の高さのバスタオルまたは円座を入れ「Sniffing Position」をとります。

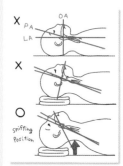

挿管しやすい角度になる！

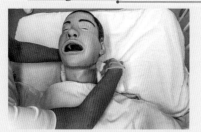 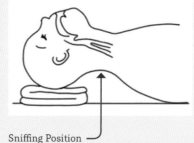

ゆっくり頭を持ち上げて
後頭部にバスタオルまたは円座を入れる

Sniffing Position

・頭側のベッドボードを外します。

・処置が行いやすいように、ベッドの位置を変えたり周囲の物を移動させたりします。

▶そのほかの準備・確認事項

・気管挿管の目的を患者または家族に説明し、同意を得ます。

・緊急時使用できる静脈ラインを最低2本は確保します。

・喉頭鏡のライトが点灯するか、明るさは十分であるかを確認します。

・用手換気用具（バッグバルブマスク）の吸引準備と作動確認を行います。

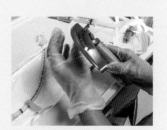

喉頭鏡のライトを確認する

・吸引は、すぐにできるように準備しておく
・吸引圧の確認をする

気管挿管の介助（経口の場合）

①医師の指示に従い静脈麻酔薬、筋弛緩薬の与薬の介助を行います。

②酸素吸入の介助を行います。
　※患者の状態に応じて用手換気
　　用具（バッグバルブマスク）
　　で換気します。

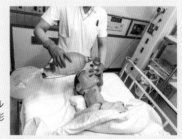

※後頭部のバスタオル
を一部ずらして撮影
しています。

バッグバルブマスクでの換気

③医師に確認後、口腔内の吸引を実施します。

④医師が患者を開口させたら、利き手とは反対の手に喉頭鏡を、医師の利き手に気管チューブを確実に手渡します。

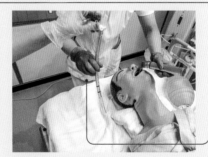

喉頭鏡を手渡す　　　　　　　　気管チューブを手渡す

喉頭蓋は
利き手の反対に！

気管チューブは
利き手に！

※指示があれば口腔内吸引、喉頭展開の介助を行います。
※必要に応じて甲状軟骨を後方、上方、右方に圧迫し（BURP法）、
　喉頭視野展開を介助します。
※必要に応じて輪状軟骨圧迫（セリック法）によって胃内容物の
　逆流を防ぎます。

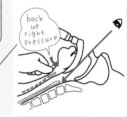

back（後ろに）、up（頭
側に）、right（右に）、
pressure（圧迫）。
甲状軟骨を手で押さえ
て声門を見やすくする。

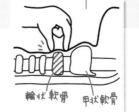

輪状軟骨　甲状軟骨

輪状軟骨を後ろに圧迫する。

⑤スタイレットを抜きます。
　※スタイレット抜去時は必ず片
　　手で気管チューブを持ち、も
　　う一方の手でスタイレットを
　　抜きます。

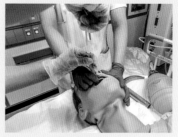

スタイレットを抜く

⑥カフに注射器で 10mL の空気を注入、気管チューブと用手換気
　用具（バッグバルブマスク）を接続し、換気を確認します。

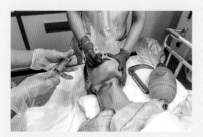

カフに注射器で 10mL の空気を注入

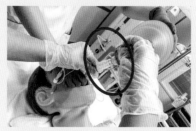

気管チューブとバッグバルブマスクを接続

　※気管挿管中は介助を行いながら、血圧、脈、SpO₂、チアノー
　　ゼの有無、胸郭運動を確認します。
⑦気管チューブと EtCO₂ センサー、用手換気用具（バッグバルブ
　マスク）を接続して換気します。
⑧EtCO₂ モニターの波形が出ているか確認します。
⑨視診で胸郭の動きをチェックします。また、心窩部の聴診と左右
　の呼吸音のチェックを行います。気管内に挿管されているか、片
　肺挿管になっていないかを確認します。
⑩挿管が確認され気管チューブの深さが決まったら、位置を記録し
　ておきます。
⑪気管チューブをテープで固定します。
⑫カフ圧計でカフ圧を測定（"適正圧"は、カフ漏れが起こらない
　最低の圧）し、記録します。
⑬胸部 X 線で気管チューブ先端の位置を確認します。

→カフ圧については p.94

口角〇 cm あるいは門歯〇 cm
（成人男性：23 〜 24cm
　成人女性：21 〜 22cm）

※写真の場合、
　青い手袋の人が
　常に気管チューブを
　保持している。

バッグバルブマスクに
EtCO₂ センサーがつい
ている。

★医師は患者さん
　から目を離せな
　いので、バイタル
　サインの変化も看
　護師が確認して、
　医師に伝えなが
　ら進めていくこと！

EtCO₂ センサー＝
カプノメーター
二酸化炭素の濃度を
測るもの

視診でチェック！
☑上下運動
☑左右の動き

聴診でチェック！
☑心窩部の聴診で
　気泡音がする場
　合は、食道挿
　管が疑われる！
☑右肺挿管になり
　やすい（→左肺
　の呼吸音が聞こ
　えない状態）！

→フィジカル
アセスメント p.82

テープ固定の手順

▶ 4点固定の場合

①一人は、決定した固定位置でチューブを口角に合わせて手で固定します。

②①の人は引き続き同じ位置でチューブを固定し、もう一人が気管チューブをテープで固定します。

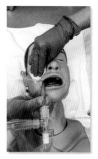

テープを貼る前に、皮膚被膜剤を塗って皮膚を保護する。

> 一人は気管チューブをずっと固定しておく

> もう一人が気管チューブをテープで固定する

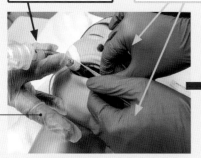

チューブを固定する方の口角側の頬に貼り付けたテープを上唇まで伸ばし、チューブに2周ほど巻き付ける

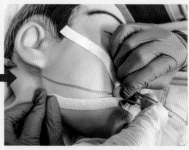

テープをチューブに2周ほど巻き終えたら、チューブを固定する方の口角側の下顎の皮膚に貼り付ける

※チューブに巻くときはしっかりテープを引っ張って貼る。

※皮膚に貼るときはテープは引っ張らない。
（引っ張って貼ると圧がかかって、皮膚損傷、表皮剥離する可能性がある）

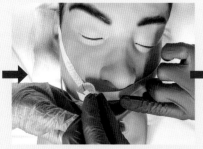

2本目のテープを、チューブを固定する方の口角と逆の側の頬に貼り付け、そこから上唇まで伸ばし、チューブの上から2周ほど巻き付ける

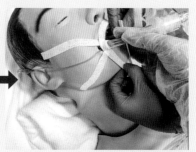

2本目のテープをチューブに2周ほど巻き終えたら、下顎中央までテープを伸ばし、皮膚に貼り付ける

頬骨と下顎角にかかるようにテープを貼り、固定する。

気管チューブを保持する際は気管チューブだけを持つのではなく、気管チューブを保持する以外の指を下顎などに接着しておくことにより、挿入長が変わらないようにする。

4 気管挿管の手順

29

▶3点固定の場合

1本のテープに切り込みを入れ、上下両方のテープをそれぞれ気管チューブに2周ほど巻き付け、残りを口唇の上下に貼り付けます。
※頬骨と下顎角にかかるようにテープを貼り、固定します。

口角側から耳側にやさしく貼付。引っ張って貼付しない！
圧がかからないように貼付することで皮膚トラブルの予防につながる。

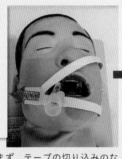

まず、テープの切り込みのない方を、チューブを固定する方の口角側の頬に貼る

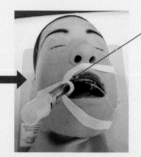

上下のテープを各々チューブに2周ほど巻き付け、残り部分を口唇の上下に貼り付け、各々頬と顎まで伸ばす

テープは口唇に当たらないように貼用。皮膚損傷があれば、皮膚保護剤を貼布し、気管チューブが直接潰瘍部分に当たらないようにする。

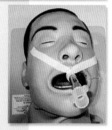

※潰瘍形成のある患者や下顎をよく動かす患者などの場合は、上顎部に固定することもあります。

でも……
1本の固定テープの2点固定は強度が弱い。
体動が多い患者さんの場合は自己抜去の可能性アリ。

【バイトブロックを使用する場合】

・歯があり、気管チューブを噛む恐れのある患者にはバイトブロックを使用します。患者に歯がない場合は使用しません。

・歯があっても、噛みしめがない場合や、歯が少なくてチューブを噛まない状況であれば、バイトブロックは不要です。

・一方で、歯がなくても根元の残歯でカフチューブを噛み切った症例もあり、必要時にはバイトブロックの使用を検討します。

・バイトブロックには気管チューブに装着して使用する外挿式のものもあります。

・使い捨てのバイトブロックは毎日交換します。

▶外挿式バイトブロックを使用した場合のテープ固定方法

①外挿式バイトブロックをチューブに装着します。

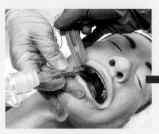 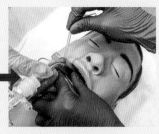

外挿式バイトブロック

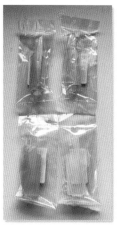

インフレーションラインを外挿式バイトブロックに通してから、気管チューブに装着していく。

②気管チューブにテープを1周巻いた後、外挿式バイトブロックの回りにテープを巻き付け、固定します。

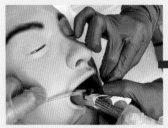
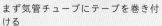

まず気管チューブにテープを巻き付ける

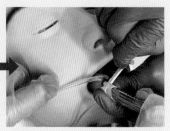

外挿式バイトブロックのセーフティフックにテープを引っ掛けて巻いていく

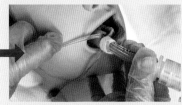

外挿式バイトブロックと気管チューブの固定が完成

③外挿式バイトブロックが固定できたら、通常のテープ固定を行います。

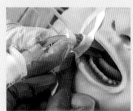 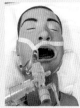 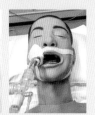

4点固定　　　3点固定

▶バイトブロックを使用した場合のテープ固定方法

①バイトブロックを挿入します。

②バイトブロックのみにテープを1周巻き、口唇の上下で固定します。

③バイトブロックが固定できたら、通常のテープ固定を行います。

バイトブロック

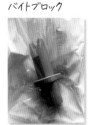

| バイトブロック固定 + 4 点固定 | バイトブロック固定 + 3 点固定 |

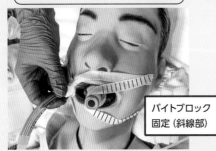

バイトブロック
固定（斜線部）

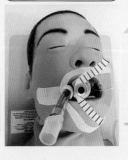

固定法や種類の違いに
かかわらず、
気管チューブとバイトブロックは、
一緒に固定しない！

固定テープの交換手順

◎体動の激しい患者さんは、鎮静について医
　師と相談し、必要な薬剤を準備しておく
◎処置は一人でなく必ず二人で行う

テープ交換前の準備

・気管チューブの固定位置（挿入長、部位）を電子カルテで確認します。

・固定に必要なテープの長さは約25cmですが、患者に合わせて調整します。

　　　　　　　　　　　　　　　　　　　　　　　頬骨と下顎角に
　　　　　　　　　　　　　　　　　　　　　　　かかる長さに！

・患者に処置の内容を説明します。

・カフ圧が適正圧（カフ漏れが起こらない最低の圧）で入っているか確認します。

テープの再固定

①一人は、電子カルテで確認した固定位置でチューブを口角に合わせて手で固定します。

②テープを外し、一人は引き続き同じ位置でチューブを固定し、もう一人は必要なケア（口腔ケア・皮膚損傷ケアなど）を行います。

　※テープを剥がすときは、必ずリムーバーを用い、皮膚損傷に注意し、皮膚を押さえながらゆっくりとテープを剥がします。

　※テープを外した後は、チューブ固定部位の圧迫や潰瘍など皮膚損傷の有無を観察し、ウェットタオルなどで清拭します。

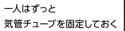

一人はずっと
気管チューブを固定しておく

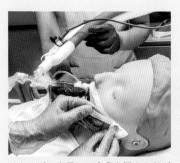

リムーバーを用い、皮膚を押さえながらゆっくりテープを剥がす

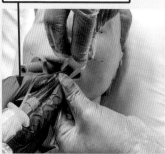

外挿式のバイトブロックを使用していた場合は、別のバイトブロックを噛ませた状態で外挿式のバイトブロックを外す

③再固定する位置を決めます。

　※気管チューブ、バイトブロックの圧迫による皮膚損傷を避けるため、チューブの固定ごとに気管チューブの固定位置を変えます。

④テープを貼る前に、皮膚に被膜剤を塗布し、皮膚を保護します。

⑤テープを固定します。

→固定方法は p.29

口腔ケア時は、口腔粘膜の状態（乾燥、潰瘍、口角炎・口内炎・舌炎など）の有無や歯牙動揺、虫歯の進行、歯肉の状態（発赤、腫脹、出血、排膿）、口臭、分泌物などの付着状況を観察する。

→口腔ケアは p.103

〈固定位置変更の例〉
右口角→左口角、
左口角→右口角、
口角から門歯など

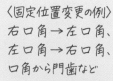
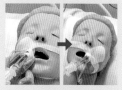

門歯で固定するときは、医師に門歯での固定の長さを確認！
※口角と門歯では1cmほど長さが異なる。
（例えば、口角22cmなら門歯は23cm）

テープの再固定後の確認

・気管チューブの固定位置と呼吸音を確認します（片肺挿管になっていないか）。

・気管チューブは、門歯や口角で深さを確認し、挿入長を記録しておきます。

門歯と口角では固定の長さは異なるため、
医師に固定の長さを確認しておく。

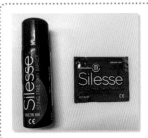

★ 皮膚被膜剤 ★

皮膚に塗ると皮膜を作って、テープの粘着剤から皮膚を守り、剥がすときの刺激を軽減してくれる。
スプレータイプやワイプタイプがある。

Silesse™（ConvaTec 社製）

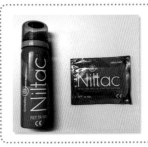

★ リムーバー（粘着剥離剤）★

テープを剥がすときは、必ず用いる。
剥がしやすくなり、皮膚損傷も防げる。
スプレータイプやワイプタイプがある。

Niltac™（ConvaTec 社製）

5章　人工呼吸療法開始の手順

人工呼吸療法に必要な物品の準備

人工呼吸器と回路

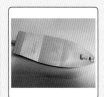

テストラング

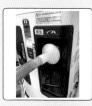

バクテリアフィルター

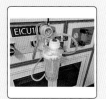

吸引器

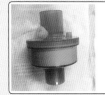

人工鼻または加温加湿器

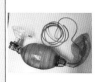

用手換気用具
※左はバッグバルブマスク（アンビューバッグ）
　右はジャクソンリース

バッグバルブマスク
（アンビューバッグ）と
ジャクソンリースの
違いについては、
　　　　　　p.9 へ

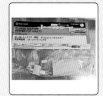

閉鎖式気管吸引
カテーテル

接続吸引チューブ

滅菌水

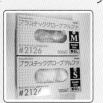

手袋

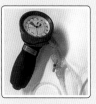

カフ圧計

挿管セット

・コップ
・聴診器
・救急カート
・ベッドサイドモニター
・酸素流量計

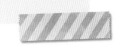

安全管理 が大事！
　→それぞれの特徴・使い方を勉強する

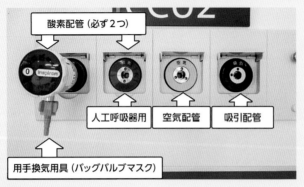

酸素配管（必ず2つ）

人工呼吸器用　空気配管　吸引配管

用手換気用具（バッグバルブマスク）

☑酸素配管（緑）があります。

☑酸素配管は2つ必要（①人工呼吸器、②用手換気用具〈バッグバルブマスク〉）※配管が1つしかない場合はY字管をつなげます。

急変時にすぐ用手換気用具（バッグバルブマスク）が使用できるように準備する。

☑空気配管（黄）があります。

☑吸引配管（黒）があります。

緑：約1秒

赤：約1分

白色は停電時は配電停止
→ME機器はつながない

ME機器は必ず緑色へつなぐ

☑非常用の無停電電源（緑・赤）があります。

　※非常電源に切り替わるまで、緑：約1秒、赤：約1分です。

　※白は停電時、配電停止するためME機器はつなぎません。

☑スタッフステーションでアラーム音が聞こえます。

☑24時間モニター監視ができます。

◎災害時のことも考えて行動する！

◎コンセントが抜けかけている場合も。
→しっかりコンセントがささっているか、各勤務で確認！

ME機器とは……人工呼吸器、シリンジポンプ、輸液ポンプ、ECMOなど。
※電源OFFになると、ただちに命に影響があるもの。

STEP 2　人工呼吸器と周辺機器を適切に配置し、主電源を入れる

☑各部署の部屋のレイアウトから、人工呼吸器の位置を決めます。

☑回路が引っ張られたり、挟まれたりしないようにします。

☑モニター画面を確認します。

☑用手換気用具（バッグバルブマスク）を配置します。

☑非常用電源（緑 or 赤）にコンセントをつなぎ、充電ランプがついていることを確認します。

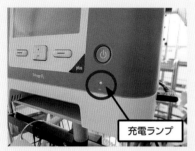

（トリロジー O2 plus）

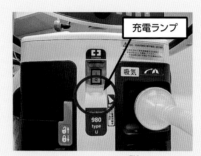

（Puritan Bennett™ 980 series）

※病院によって使用している人工呼吸器は異なる。

STEP 3　回路を組み立てる

人工鼻の場合（Puritan Bennett™　980 series）

☑人工呼吸器、回路、人工鼻、テスト肺を準備します（吸気側と呼気側の2本の回路があります）。

☑人工鼻は、Yピースと気管チューブ（挿管チューブ）の間に付けます。

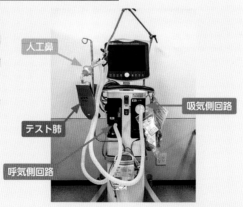

人工鼻の場合（トリロジー O2 plus）

バクテリアフィルター

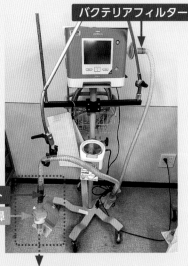

回路は1本で
吸気側。
呼気は
呼気ポートから
出て行く。

呼気ポート
人工鼻

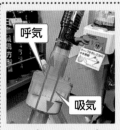

呼気
吸気

人工鼻は正しい向きに装着しましょう。
この人工鼻では、円形のほうが患者側、四角形のほうが人工呼吸器回路側になるよう装着します。

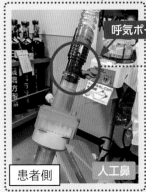

呼気ポート
患者側　人工鼻

人工鼻は、呼気ポートよりも患者側に接続します。人工呼吸器回路側に接続してしまうと、加湿できないので、注意しましょう。

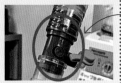

呼気ポートのところが閉塞しないよう注意しましょう。

人工鼻の中を
吸気と呼気が
通過すること
がポイント！

◎人工鼻を使用
しているので、回
路は曇らない。

ここにタオルがか
かっていたり、空気
が出る所が下向き
になっていると、息
が吐けない状態と
なりとても危険！
（呼気ポートから空
気が出ている状態
が正しい）。

☆人工呼吸器にはいろんな種類がある！

V60、トリロジー→送気する1本の回路で、
　　　　　　　　呼気を逃す呼気ポートを装着する。
Puritan Bennett™ → 2本の回路（吸気側と呼気側）がある。

各勤務で、人工呼吸器をはじめとしたME機器の
安全点検を行う！
☑人工鼻は汚染していないか
☑人工呼吸器回路の誤接続・破損はないか
☑医師が指示している設定（値）になっているか
☑設定どおりに作動しているか
☑アラームが設定どおりになっているか

加温加湿器（MR850™ システム）の場合

※病院によって使用している
加温加湿器は異なる。

▶加温加湿器用回路の必要物品

加温加湿器用
呼吸器回路

熱線プローブ：黄色　温度プローブ：青色

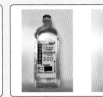
滅菌蒸留水（注射用水）
（ハードボトルタイプ）　（バッグタイプ）

▶加温加湿器用回路の接続方法

①加湿釜を加温加湿器に接続します。

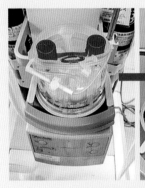
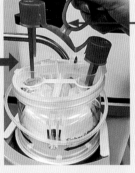

加湿釜の青い蓋は必ず取ること！
（蓋をしたまま、先に蒸留水につなぐと水が溢れてしまうため）

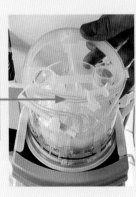
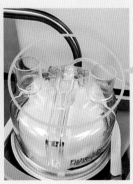

蒸留水につなぐラインを取り外す（ラインを巻いている透明のプラスチックは廃棄する）

この状態で回路を接続

組み立てた後、本体から患者さんに送気されるまでの回路の流れを、指さし・声出しで確認する。
↓
組み立て間違いのインシデント予防につながる。

②加湿釜を加温加湿器に接続します。

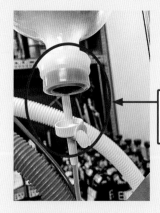

ハードボトルの蒸留水を使用している場合、
蓋を必ず開けること！
（蒸留水が加湿釜に流れないため）

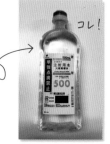

ハードボトルの蒸留水

③回路を呼吸器本体と加湿釜に接続します。

・短い青回路：本体吸気側バクテリアフィルターと加湿釜に接続
　します。

・長い青回路：加湿釜とY字管に接続します。

・白回路：Y字管と本体呼気側に接続します。

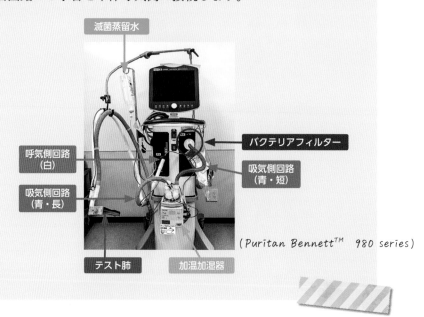

滅菌蒸留水

バクテリアフィルター

呼気側回路
（白）

吸気側回路
（青・長）

吸気側回路
（青・短）

テスト肺　　加温加湿器

(Puritan Bennett™ 980 series)

④熱線プローブ・温度プローブを回路と加温加湿器に取り付けます。

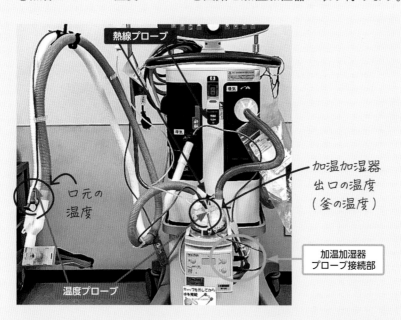

プローブを加温加湿器に接続する

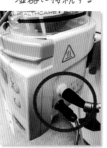

⑤青回路の加温加湿器出口・回路口元に熱線プローブを接続します。

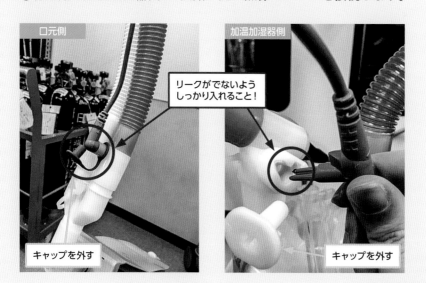

41

⑥熱線プローブを加温加湿器・呼気フィルターに接続します。

呼気フィルター側

加温加湿器側

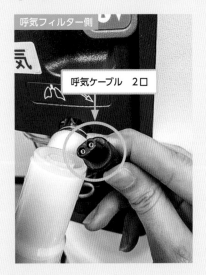

呼気ケーブル　2口

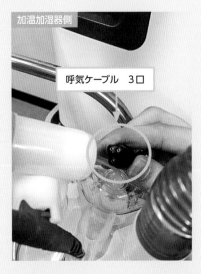

呼気ケーブル　3口

回路内の電極
を折ってしまわ
ないよう、プロー
ブをまっすぐ入
れること！

⑦加温加湿器のコンセントを入れ、電源を入れます。

※肺に到達する吸気ガスを37℃、相対湿度100%、絶対湿度
44mg/Lになるよう全自動で温度をコントロールしてくれます。

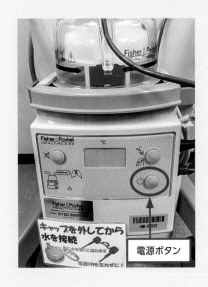

電源ボタン

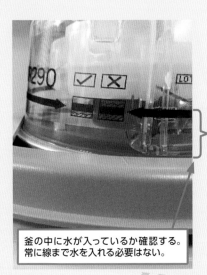

釜の中に水が入っているか確認する。
常に線まで水を入れる必要はない。

以下を確認！
☑人工呼吸器回
路の誤接続・
破損はないか
☑蒸留水の水位
は適切か
☑温度は適切か
☑人工鼻と併用
していないか

★各呼吸器の設定画面において、加温加湿器モードを選択すること
例）Puritan Bennett™980, 840 の場合
設定→その他の設定から、①「加温加湿器」、「呼気熱線付回路」を選択
②加温加湿器容量→「280mL」に設定

▶加温加湿器の設定方法

[MR850™]

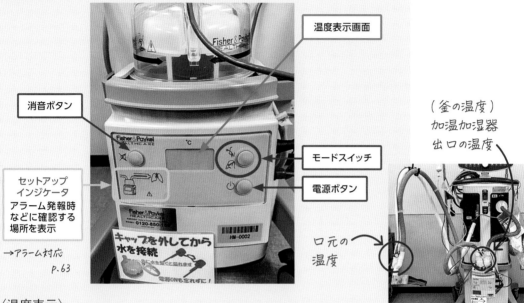

温度表示画面

消音ボタン

モードスイッチ

電源ボタン

セットアップ
インジケータ
アラーム発報時
などに確認する
場所を表示

→アラーム対応
p.63

（釜の温度）
加温加湿器
出口の温度

口元の
温度

〈温度表示〉

・動作中は口元もしくは加温加湿器出口のうち、低いほうの温度
　を表示します。

・消音ボタンを長押しすると、加温加湿器出口温度→口元温度の
　順で温度表示します。

適切に加温されてい
るか、温度を確認！
↓
正常なら、口元の
温度のほうが高い。

このボタンで挿管モード／
マスクモードを長押しで切り替える

〈モードスイッチ〉

・挿管モード→挿管、気管切開、ネーザルハイフロー
　（温度設定：チャンバー出口 35.5 〜 42℃、口元 39 〜 40℃）

・マスクモード→成人 NPPV の場合に選択
　（温度設定：チャンバー出口 31 〜 36℃、口元 28 〜 34℃）

[PMH-1000PR]

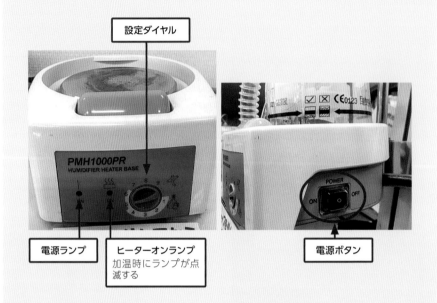

設定ダイヤル

PMH1000PR
HUMIDIFIER HEATER BASE

電源ランプ

ヒーターオンランプ
加温時にランプが点滅する

電源ボタン

- 本体のコンセントを差し、右横にある電源ボタンを ON にします。
  →電源ランプが緑色に点灯します。
- ヒーターオンランプは、加温時にランプが点滅します。
- 温度設定は「設定ダイヤル：9（強）⇔1（弱）」で調節します（温度設定：挿管時はダイヤル5〜9）
  ※回路内が曇る程度の温度設定が望ましいですが、患者の状態や人工呼吸器設定によって異なるため、各勤務で温度設定の評価を行いましょう。
- アラーム機能がないため注意しましょう。
- 申し送りのときに、電源ランプの点灯、ヒーターオンランプの点滅の有無、回路内の曇りの程度や結露の有無を確認しましょう。

※ NPPV 装着時はダイヤル1〜6内での設定が望ましい。

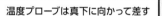

〈禁忌の理由〉
・加温加湿器から発生した水分により人工鼻が目詰まりするから。
・人工鼻の過度の吸湿による流量抵抗の増加や人工鼻のフィルター
　閉塞が起きて換気が困難となる恐れがあるから。　　　→P.21

▶加温加湿器使用中の注意点

☑加温加湿器と人工鼻の併用は禁忌。

☑ヒータワイヤアダプタープラグ、温度プローブの接続を確認します。

☑口元の温度プローブは真下に向かって差さっていることを確認します。

回路にある結露は汚染しているので、
患者さん側に行かない工夫が必要！
＝感染予防

温度プローブは真下に向かって差す

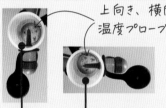

上向き、横向きだと、
温度プローブに水滴がつきやすい！

結露

温度プローブに付くと測定
温度が低くなりアラーム・
加湿不足の原因

☑回路と加湿釜の接続を確認します。

☑ウォータートラップが患者より低い位置にあるか確認します。

☑ウォータートラップ廃液後はカップの接続を確実に行います。

密閉していないと、ウォーター
トラップから空気が出ていき、
危険！

☑蒸留水が十分にあるか確認します。←加湿釜の空焚きに注意！

☑勤務交代の申し送りの際に、口元温度、チャンバー温度をダブル
　チェックします。

「あと少しでなくなる」
と気づいたら、すぐに
蒸留水を交換しておく！

☑セットアップインジケータにランプがついていないか確認します。

▶加温加湿器使用後の手順

☑使用した回路は廃棄します。

☑加温加湿器の温度プローブ（青色）は滅菌に出します。

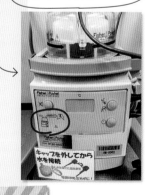

5 人工呼吸療法開始の手順

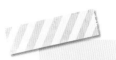
6章　設定画面とグラフィックの基本の見方

　人工呼吸器は、指示した目標に向かって、ガスを気道内に送り込むものです。「1回の換気がどのように成り立つのか」「1分間に、どのくらいの量のガスを何回送り込んだらよいのか」など、人工呼吸器を使用するときには、いくつかの項目を設定する必要があります。

設定画面の見方（Puritan Bennett™ 980 series の場合）

　まずは、設定画面をみてみましょう。

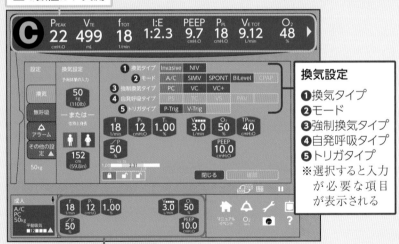

上の数値は、実測

下の数値は、設定

換気設定
❶換気タイプ
❷モード
❸強制換気タイプ
❹自発呼吸タイプ
❺トリガタイプ
※選択すると入力が必要な項目が表示される

P_{PEAK}：ピーク回路圧（cmH_2O）
V_{TE}：呼気一回換気量（mL）
f_{TOT}：総呼吸回数（回／分）
I：E：吸気時間の呼気時間に対する比
PEEP：呼気終末圧（cmH_2O）
P_{PL}：プラトー圧（cmH_2O）
$V_{E\ TOT}$：呼気分時換気量上限（L／分）
O_2：酸素濃度（％）

グラフィックの基本の見方

　次に、グラフィック（モニター）の基本的な見方を確認しましょう。図にあるグラフィックは、上から気道内圧、流量、換気量をモニタリングしています。

※画面に表示する
　グラフィックは
　選択できる。

モードを表示する (緑色の文字)

P 圧　気道内圧モニター

V̇ フロー　流量モニター

換気モニター

Vₜ 換気量

吸気は緑色で表されます。

呼気は黄色で表されます。

吸気　呼気

それでは、次に、各々の曲線の見方を学びましょう。

◎人工呼吸器を装着している患者さんを受け持ったとき、患者さんの今の状態と呼吸器の設定が合っているのかを把握し、適していない場合は異常の早期発見に努めて対応していくためにも、患者さんのバイタルサインを観察する。
　人工呼吸のグラフィックからも多くの情報を得ることができる。
　その際、患者さんの呼吸状態、人工呼吸器の作動状況、非同調や吸気努力の有無などを同時に観察することが重要！
　　　　　　　　　　　　　　　　　　→ p.51

圧 - 時間曲線（Pressure-Time Curve）

・「気道内圧」は人工呼吸器の回路内圧を測定したものです。つまり「圧 - 時間曲線」とは "患者の気道内の圧力の変化" を反映したものとなります。

・縦軸が "気道内圧（cmH₂O)"、横軸が "時間（秒)" を示します。

・吸気…気道内圧が上昇、波形は上向きになります。

・呼気…気道内圧が下降、波形は下向きになります。

※ PEEP（呼気終末陽圧）の設定をしている場合は、PEEPの値まで下がります。

・一番高いところが、"最高気道内圧" です。

（例）
PEEP 5cmH₂O の
グラフィック

←基線が 0cmH₂O

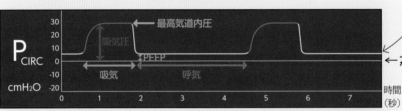

各種モードの圧 - 時間曲線 ※各種モードについて、詳しくは p.52 へ

（例）
PEEP 5cmH₂O の
グラフィック
（0 の基線に戻って
いない）

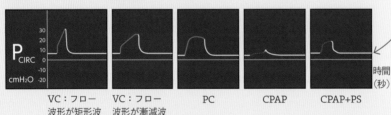

VC：フロー波形が矩形波　VC：フロー波形が漸減波　PC　CPAP　CPAP+PS

VC：設定された一回換気量が入るため吸気で圧が上昇し、呼気でPEEP レベルまで戻ります。

PC：吸気時に設定された吸気圧まで上昇し、吸気時間中その圧を維持し、呼気でPEEP レベルまで戻ります。

CPAP：基本的には吸気時も呼気時もCPAP の設定圧を維持します。

CPAP + PS：自発吸気中は設定されたPS 圧を維持し、呼気でPEEP レベルまで戻る

VC：従量式換気
PC：従圧式換気
CPAP：持続気道陽圧
PS：プレッシャーサポート
圧支持換気

★ PEEP (Positive End Expiratory Pressures)：呼気終末陽圧
呼気時に 0cmH₂O まで圧を下げず、陽圧を維持する方法。
　　・機能的残気量（肺胞がペチャンコにならないよう残してある）アップで、
　　　酸素化改善／呼吸仕事量を下げる／肺血管外水分量を減らす
　　・静脈還流量減少→血圧低下
　　・気胸だとエアリーク増

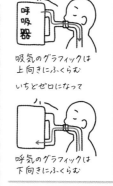

吸気のグラフィックは
上向きにふくらむ

いちどゼロになって

呼気のグラフィックは
下向きにふくらむ

流量 - 時間曲線（Flow-Time Curve）

・吸気と呼気での流量の変化を示すグラフです。

・"吸気と呼気に流れるガスの方向と流量"を示します。

・縦軸が"流量（L/min）"、横軸が"時間（秒）"です。

・吸気…基本的にゼロより上＝上向きになります。

・呼気…基本的にゼロより下＝下向きになります。

INSP 80 60 40 20 0 20 40 60 80 EXP　$\dot{V}$ L/min　勢いよく吸い始めた　吸い終わった　勢いよく吐き始めた　時間（秒）　0 1 2 3 4 5 6 7 8

←基線が 0L/min

吸気
↑
↓
呼気

各種モードの流量 - 時間曲線

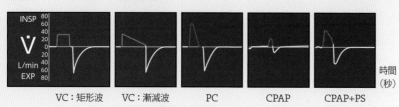

INSP 80 60 40 20 0 20 40 60 80 EXP　$\dot{V}$ L/min

VC：矩形波　　VC：漸減波　　PC　　CPAP　　CPAP+PS

時間（秒）

VC：設定により矩形波と漸減波があります。

・VC 矩形波：設定された一回換気量を一定の流量で送ります。

・VC 漸減波：設定された一回換気量をピークフローから徐々に漸減
させて送ります。

PC：設定吸気圧を維持するように流量が変化します。

CPAP：患者の自発呼吸に合わせて設定 PEEP 圧を維持するように
流量が変化します。

CPAP+PS：設定された PS 圧を維持するように流量が変化します。

換気量 - 時間曲線（Volume-Time Curve）

・「換気量」とは、肺に送り込まれたガスの量のことです。
　　→どれだけの量が肺に送り込まれたか（送った量）=吸気
　　→どれだけの量が吐き出されたか（戻ってきた量）=呼気
・一回換気量の変化を示すグラフであり、"肺の中に入るガスの量の変化"を示します。
・縦軸は"換気量（mL）"、横軸は時間（秒）を示します。
・上向きの曲線が"吸気量"、吸気終了時点から下向きの曲線が"呼気量"となります。

人工呼吸器からみて、

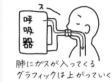

肺にガスが入ってくる
グラフィックは上がっていく

肺からガスが出ていく
グラフィックは下がっていく
いったんゼロになる

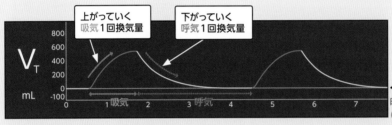

上がっていく
吸気1回換気量

下がっていく
呼気1回換気量

正常の場合、基線（ゼロ）まで戻る

←基線が0mL

各種モードの換気量 - 時間曲線

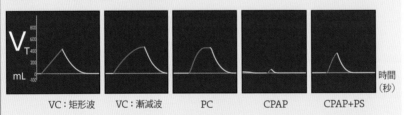

VC：矩形波　　VC：漸減波　　PC　　CPAP　　CPAP+PS

VC：一回換気量が規定されるため、吸気の高さは常に設定換気量となります。
　→設定された一回換気量に達するまで直線的に上昇します（矩形波）。
　→設定された一回換気量に達するまで曲線的に上昇します（漸減波）。
PC、CPAP、CPAP+PS：患者の自発呼吸パターンや状態、設定された圧などで吸気の波形は異なります。

"非同調"に要注意!

　「非同調」とは、患者の吸いたいパターンと人工呼吸器の送る呼吸パターンとが不一致となっている状態をいいます。COPD患者、リークが多い場合や呼吸努力が弱い場合などで発生しやすくなります。

　非同調の状態では、適切なサポートができていないため呼吸仕事量が増加して患者の不快感が増すたけでなく、鎮静薬を増やすためにウィーニングが遅れ、人工呼吸器装着期間の延長にもつながります。

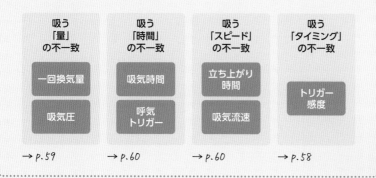

吸う 「量」 の不一致	吸う 「時間」 の不一致	吸う 「スピード」 の不一致	吸う 「タイミング」 の不一致
一回換気量	吸気時間	立ち上がり時間	トリガー感度
吸気圧	呼気トリガー	吸気流速	
→ p.59	→ p.60	→ p.60	→ p.58

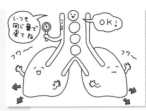

換気量を一定に設定
→肺がやわらかい（＝ちゃんと膨らむ）ときは問題ないけど……

7章　換気様式の基本

従量式（VC：volume control ボリュームコントロール）

・設定した一定のガス（一回換気量）を目標として気道内にガスを
　送り込みます。
・設定した換気量が送り込まれれば、呼気へと切り替わります。

設定：一回換気量　一回換気量を規定して強制換気する
　　　　　　　　　肺や気道の状態に関係ない

特徴：

・一回換気量は保証されています。
・設定した一回換気量の値で、常に一定です。
・吸気量が保証されています。
・吸気フロー（流速）のパターンが同一です。　（欠点）

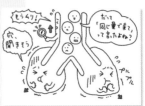

肺・胸郭が硬くて膨らまないと、同じ量の吸気を受け入れると、パンパンになってしまう＝圧が上がる

患者さんと呼吸器との非同調が起こる可能性がある（グラフィックの画面が一定ではなく、全体的に乱れている・揺れている波形）

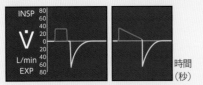

矩形波のフロー波形　漸減波のフロー波形

・[欠点] 気道内圧は、患者の肺の状態や気道の抵抗などにより変
　動します。

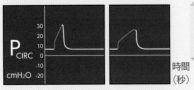

矩形波の圧波形　漸減波の圧波形

矩形波（くけいは）【スクエア】…長方形を意味する
漸減波（ぜんげんは）【ランプ】…坂道を意味する

観察ポイント：気道内圧の変化

・肺のコンプライアンスが低い（肺が硬い）
　と気道内圧が上昇する
・気道内圧の変化を観察することが重要！
→上昇している場合は先輩に報告！

★コンプライアンス：肺や胸郭の弾性抵抗の逆数のことを指す。肺や胸郭のやわらかさのこと。
・コンプライアンスが高い→肺や胸郭がやわらかく膨らみやすい。
・コンプライアンスが低い→肺や胸郭が硬く膨らみにくい。

従圧式 (PC：pressure control プレッシャーコントロール)

・設定した一定の圧を目標として気道内にガスを送り込みます。

・吸気時に気道内圧が設定圧に到達し、設定した吸気時間を保った
後に呼気へと切り替わります。

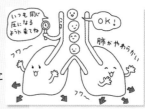

気道内圧を一定に設定
→肺がやわらかい（＝ちゃ
んと膨らむ）ときは問題な
いけど……。

設定：吸気圧

一定！

特徴：

・最高気道内圧は、設定した圧で一定です。

・一回換気量は、設定圧や吸気時間、肺の状
態や気道抵抗などにより変動します。

・肺のコンプライアンスが低いと、
一回換気量の低下を招きます。

・換気量は保証されません。

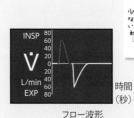

肺や胸腔が硬くて膨らま
ないから、少しの空気しか
入らない。
→換気量が減ってしまう。

観察：換気量（一回換気量、分時換気量）

モード：A/C（アシストコントロール）

強制換気タイプ：PC
（プレッシャーコントロール）

設定方法 (Puritan Bennett™ 980)

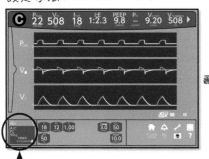

A/C（アシストコントロール）
PC（プレッシャーコントロール）
ここをタッチすると右記の画面へ

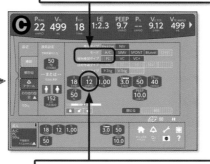

吸気圧を設定している（P_I）

★ 気道抵抗 …ガスが気道を通過する時の通りにくさのこと。
→気管支喘息や肺気腫などの疾患、痰の粘稠度が増すことでも気道抵抗は高くなる。

基本の換気モード

A/C（Assist/Control：アシストコントロール）補助/調節換気

- すべての換気が、人工呼吸器の決めたパターンで換気されることを意味します。
- 自発呼吸がない場合は設定換気回数で強制換気し（調節換気）、自発呼吸を感知（トリガー）すると、同期して換気する（補助換気）。

トリガーについては→p.58

- 設定換気回数以上の自発呼吸がある場合、すべての自発呼吸に同期して換気します。

> 自発呼吸が弱い場合や呼吸筋疲労が強いときなども。

> 調節換気＝Control（コントロール）
> 補助換気＝Assist（アシスト）

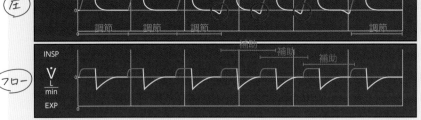

← VCなので、フロー波形は矩形波

> 赤丸は、自発呼吸があり基線が下がっていることを示す（自発吸気努力、自発呼吸を感知）。緑色…強制（補助）換気、黄色…呼気

> 自分で息をしようとするときに圧は陰圧に傾く。だから、基線より下がって表示される。

- 画面の表示も、以下のように自動で切り替わります。

自発呼吸がない強制換気（調整換気）	自発呼吸を感知して換気する（補助換気）
C（コントロール）と表示する：緑色	A（アシスト）と表示する：緑色

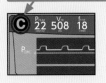

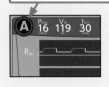

(Puritan Bennett™ 980 series)

>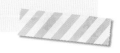
> タイムサイクル通りに強制的に送り込むモード。
> 　1サイクルの長さは、60秒÷呼吸回数
> 　例：呼吸回数15回 → 60秒÷15回＝4秒
> 　　　→ 4秒に1回換気
> 　自然呼吸がない場合、決められた設定以上の
> 　呼吸回数は入らない。

SIMV（synchronized intermittent mandatory ventilation）
同期式間欠的強制換気

・自発呼吸がない場合や自発呼吸が設定回数より少ない場合、設定
　換気回数で強制換気し、自発呼吸を感知すると（トリガー）、同
　期して換気します（設定した回数分だけしか行わない）。

・SIMV はよく PS（プレッシャーサポート）と併用して使用します。
　設定換気回数以上の自発呼吸に対しては補助換気を供給します。

患者さんの吸気努力を感知すると、設定している PS の気道内圧まで上昇させて換気を助ける。

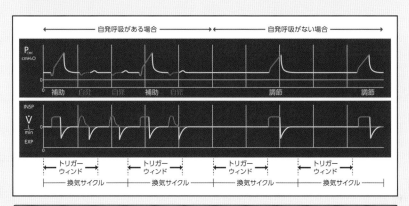

アシストコントロール（A/C）は、全ての吸気努力に対して補助
換気が入るが、SIMV では、設定された 1 サイクル内で有効に
働く吸気努力は 1 回だけである

ポイント 自発呼吸を感知する（トリガー）とは…？？

トリガーとは？
「患者さんの吸気努力を"感知"し、人工呼吸器から吸気を送気する引き金」のこと。

〈フロートリガー〉
・患者さんの吸気により、回路内の定常流が減少したとき自発呼吸を感知する。
・フロー（流量）の変化により患者さんの吸気努力を感知する。

〈圧トリガー〉
・患者さんの吸気により回路内圧が低下したとき自発呼吸を感知する。
・圧の変化により患者さんの吸気努力を感知する。

・感度が鋭敏になると…
　回路の少しの揺れを自発呼吸と誤って認識し吸気を送る。（オートトリガー）→ p.58
・感度が鈍くなると…
　自発呼吸の認識が遅れ、吸気に同期できず患者さんの吸気努力が増加。
　つまり、呼吸仕事量の増加につながる。　　　　　　　（ミストリガー）→ p.58

CPAP+PS (continuous positive airway pressure + pressure support)

・自発呼吸のみのモードであるため、吸気のタイミング、呼気のタイミング、換気回数、換気量、吸気フロー、すべてが患者の自発呼吸により決定されます。

・自発呼吸がある患者に一定の陽圧をかけ続けて肺胞の虚脱や気道閉塞を防ぎます。

・強制換気がないため、自発呼吸のない患者には使用してはいけません。

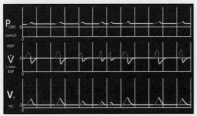

CPAP のみではこのように吸気時わずかに陰圧になり、呼気でわずかに陽圧となる

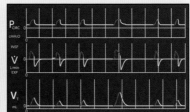

CPAP+PS では CPAP 中の自発呼吸を感知して(トリガー)、PS を供給する

モード	A/C	SIMV	SPONT	BiLevel
強制換気タイプ	PC	VC	VC+	
自発呼吸タイプ	PS	TC	VS	PAV

モード：SPONT（スポント）
自発呼吸タイプ：PS（プレッシャーサポート）

設定方法 (Puritan Bennett™ 980 series)

S（スポント）と表示する：赤色

人工呼吸器はいろんな種類があるので、どのボタンを押すと、設定画面になるのか覚える！

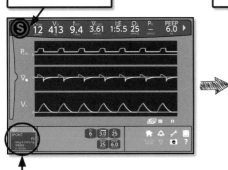

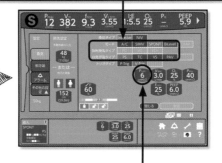

SPONT（スポント）
PS（プレッシャーサポート）
ここをタッチすると右の画面へ

自発呼吸があるとき 6cmH₂O の圧をサポートする

換気モードとサポートの変化のイメージ図

　ここまでみてきた換気モードの特徴を整理しましょう。患者自身の呼吸の割合が低いほど、人工呼吸器のサポートは大きくなります。どの程度サポートが必要かによって、モードを使い分けます。

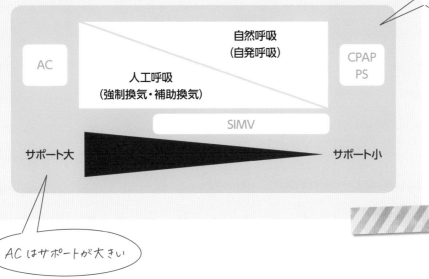

CPAP、PS はサポートが小さい

自然呼吸
（自発呼吸）

AC

CPAP
PS

人工呼吸
（強制換気・補助換気）

SIMV

サポート大　　　　　　　　　　　　　　サポート小

AC はサポートが大きい

CMV	機械的調節換気
AC （ACV）	補助・調節換気
SIMV	同期式間欠的強制換気
SPONT	自発呼吸モード
CPAP	持続気道陽圧
PS （PSV）	プレッシャーサポート・圧支持換気
PRVC	圧補正従量式換気
BIPAP	二相性気道内圧
APRV	気道圧開放換気
VC	従量式換気
PC	従圧式換気

VC＋（volume control plus）
・ターゲットボリューム圧換気のことで、設定した換気量をできるだけ低い圧で換気するモードである。
・強制換気の場合、従量式での気道内圧上昇による圧損傷、従圧式での低換気や過換気を防止する。
・ターゲット換気量を漸減波で送気し、算出されたコンプライアンスをもとにターゲット換気量を保証する最低圧でPC換気を行う。

PRVC（pressure regulated volume controlled；圧補正従量式換気）
・設定した一回換気量を維持するように、従圧式の強制換気をする。
・気道内圧の上昇を防ぎつつ、一回換気量を確保できる。
・吸気努力が強い患者さんに使用すると、人工呼吸器が吸気圧をかけなくても、設定一回換気量に達するため、患者さんが適切なサポートを得られない。
・吸気圧の変化に注意する。

8章　グラフィックによる異常発見

※図中のピンクの矢印や丸の部分に注意！！

ミストリガー

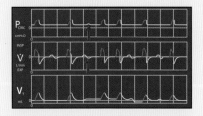

▶ 圧波形はわずかに変化するが、吸気をトリガーしていないためにPSが供給されていない。

▶ 流量波形は、吸気努力時にわずかに変化しているが、自発呼吸が弱いために自発呼吸とし認識されていない。

※患者さんの呼吸サイクルを観察し、サイクルの乱れある場合はミストリガーを疑う。

状態：患者は自発呼吸をしていますが、吸気努力が弱いために人工呼吸器が患者の自発呼吸をトリガーできない状況です。

　　　＝「トリガーしてほしいところで入らない」＝補助換気してほしいところで入らない

原因：患者の吸気努力の弱さ、高すぎるトリガー設定。

対策：適切なトリガー設定に変更します。　＝トリガー感度が鈍い

※圧トリガーよりもフロートリガーのほうが感度良好。

オートトリガー

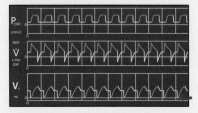

▶ リークがあるため換気量波形は0mLの基線に戻っていない。

▶ オートトリガーによって頻呼吸になっている。

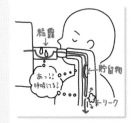

状態：患者は自発呼吸をしていませんが、人工呼吸器は自発呼吸があると誤認識して送気している状況です。

　　　＝「トリガーしなくていいのに、してしまう」＝補助換気しなくていいのに、換気してしまう

原因：リーク／回路に溜まった結露／気道分泌物の貯留などにより、わずかな圧の差を感知して、自発呼吸と誤認識。

対策：回路からのリークがあれば対応し、対応できないリーク（カフなしチューブ、胸腔ドレーンなど）であればトリガー感度やリーク補正機能を選択して調整します。

結露の除去、気道分泌物の吸引を行います。

ダブルトリガー

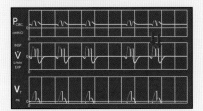

▶人工呼吸器では吸気流速が設定値まで低下すると呼気に移行する。

▶しかし、実際には患者の吸気は続いているという場合は、1回の吸気中で2回目のトリガーが入る。

状態：1回の患者の吸気に対し、2回の「補助換気」が入る状況です。

原因：高すぎる E$_{SENS}$ 設定（吸気から呼気への移行のタイミングが早い）。 ＝呼気感度

対策：E$_{SENS}$ 設定を患者要求に応じて調整します（PS）。

二段呼吸

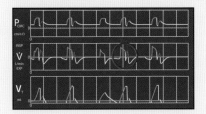

▶人工呼吸器の設定では、一回換気量（VC の場合）か設定時間（PC の場合）で吸気を止めて呼気に移行する。

▶ところが患者の吸気はまだ続いている場合、再びトリガーして強制換気を供給してしまう。

状態：1回の患者の吸気に対し、2回の「強制換気」が入る状況です。

原因：少ない一回換気量（VC）、短い吸気時間設定（PC）、異常に高い患者の換気要求。

対策：吸気フローの調節（VC）、一回換気量の増加（VC）、吸気時間の延長設定（PC）、自発呼吸のモードへの変更を行います。

・VC ＝ボリュームコントロール（従量式。一回換気量を保って、強制換気）→ p.52
・PC ＝プレッシャーコントロール（従圧式。最高気道内圧を保って強制換気）→ p.53
・PS ＝プレッシャーサポート（自発呼吸を感知して、設定値まで気道内圧を上げる）→ p.56

フローミスマッチ

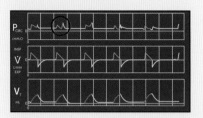

▶ 患者の吸気流速に対して人工呼吸器の吸気流速が遅いために、吸気の圧波形がつぶれたような形になる。
▶ VC で吸気流速の設定が適切でないと起こりやすい。

状態：患者と呼吸器の「吸気流速」が合っていない状況です。

原因：高すぎる、または低すぎるフロー設定（VC）。
　　　　矩形波や漸減波の吸気のフローパターンのミスマッチ（VC）。
　　　　高すぎる吸気圧や PS 圧設定（PC/PS）。

対策：ピークフローや吸気フローパターンを調整します（VC）。
　　　　圧を基本としたモードへ変更します（VC）。
　　　　吸気圧を調整します（PC/PS）。

※ VC での同調が
難しい場合は
PC・PS への変
更を考慮する。

吸気時間のミスマッチ

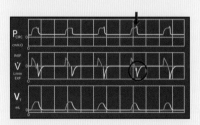

▶ 人工呼吸器が吸気を送気している最中に、患者が呼気へ移行すると、吸気圧波形の最後で圧上昇がみられる。
▶ この場合は患者の吸気時間に対して人工呼吸器の吸気時間設定が長いことを意味する。

状態：患者と呼吸器の「吸気時間」が合っていない状況です。

原因：患者の吸気時間の変動（VC/PC/PS）。
　　　　長いまたは短い吸気時間の設定（PC）。

対策：吸気時間を調節します（PC）。
　　　　変動する患者の吸気時間に対応させるために Esens 設定を調節します（PS）。

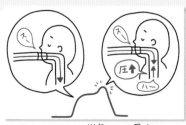

送気している最中に
患者さんの呼気が発生！

吸気時間を
フロー波形が基線に戻る時間に合わせる。

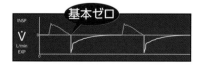

基本ゼロ

リーク

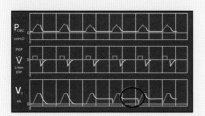

▶ 呼吸器は吸気側で送気したガスの量、呼気側で戻ってきたガスの量を測定している。
▶ リークがあると吸気で送ったガスに比べ、呼気で戻ってくるガスが減る。そのため呼気の換気量波形がベースラインに戻らなくなる。

換気量：低下する
気道内圧：PEEP
設定よりも低下する。

リークは、オートトリガーの原因になるので、注意！

状態：送気したガスの量と戻ってきたガスの量が異なる状況です。
原因：呼吸回路や気管チューブ周囲からのリーク。
対策：回路が外れていないか破損がないかを確認します。
　　　　カフリークの有無を確認します。

結露や喀痰貯留

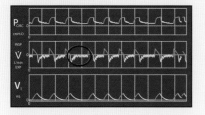

▶ 回路内に結露の貯留、気道内に分泌物があると呼吸器が送気するガスにとっては障害物となる。
▶ その結果、圧波形や流量波形に細かい揺れが生じる。特に呼気の流量波形には顕著に現れやすいので、結露や痰の貯留の指標にする。

→トリガーに影響する場合や、自発呼吸と感知して誤作動が起こる可能性がある。
→オートトリガー(p.58)

状態：呼吸器回路内に結露が溜まっている状況、または、痰が貯留している状況です。
原因：結露や痰貯留。
対策：回路内の結露を除去／加湿釜の評価、部屋の室温調整、吸引を実施を行います。

回路に結露が溜まっていると、換気量や吸気圧が変動することがある。結露が気管チューブのほうに流れると人工呼吸器関連肺炎（VAP）になる危険性があるため要注意！

痰が貯留している回路を触ると振動していることがある。
→気管内吸引する。

結露が原因の場合は、ウォータートラップに結露を流す。
→結露が患者さんの呼吸に合わせて回路内で動くことがなくなり、この波形が改善！

Auto-PEEP
オート　ピープ

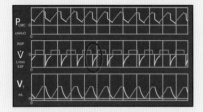

▶ 呼気の流量波形が 0mL/min のベースラインに戻っていないときは、患者の呼気がまだ終わっていない（吐ききれていない）サインとなるので注意する。

VC の場合：過膨張となり気道内圧も上昇し、換気ができなくなる。

PC の場合：肺内に圧が残っているため、吸気圧が減ることで一回換気量が減少する。

状態： 呼気終末に意図的に陽圧かけて肺胞の虚脱を防ぐのが、本来の PEEP です。それに対し、人工呼吸器の設定の問題や気道抵抗の問題により、肺に意図しない陽圧がかかるのが Auto-PEEP です。

＝まだ吐いている途中なのに、吐ききる前に次の吸気に切り替わる。

原因： 頻呼吸。

呼気時間が短いなど I/E の不適切な設定。

気道抵抗の上昇などによる呼気時間の延長。

気道の狭窄、気管チューブや回路の狭窄。

換気量が多すぎる。

対策： 患者の呼気流量が 0mL/min に戻るように設定を調整します。

→頻呼吸の改善と PEEP の設定が重要。
頻呼吸の原因を検索！

【Auto-PEEP による弊害】

・胸腔内圧が上昇し、静脈還流が妨げられるので血圧が低下します。

・過膨脹して肺胞内圧が高くなった肺では、容量傷害や圧傷害といった人工呼吸関連肺傷害（VALI）の危険性が高くなります。

※例えば COPD などで気道抵抗が高い患者さんは、呼気に時間がかかる。このような患者さんに呼気時間を十分に確保していないと、肺内に必要以上の空気が残っている状態で次の吸気が始まってしまう。これにより肺にはどんどん空気が溜まり、肺は過膨張し、胸腔内圧は上昇する。

9章　アラーム発生時の対応

人工呼吸器のアラームが発生する原因となった患者の状態変化、人工呼吸器側の問題がどのように表れるかを理解して、対応しましょう。

アラームの表示（Puritan Bennett™ 980 series の場合）

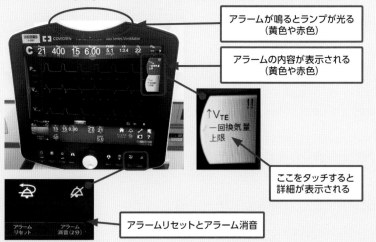

アラームが鳴るとランプが光る（黄色や赤色）

アラームの内容が表示される（黄色や赤色）

↑V$_{TE}$
一回換気量
上限

ここをタッチすると詳細が表示される

アラームリセットとアラーム消音

アラームリセット　　アラーム消音(2分)

アラームの優先度
高：患者さんの安全のために即時に対応（赤色点滅）
中：迅速に対応（黄色点滅）
低：患者ベンチレータシステムに変化があった（黄色点灯）

・アラームの音量をあらかじめ確認しておく。
・アラームが鳴ったとき、ベッドサイドにいる看護師は「対応しています」と、意思表示する！

アラーム発生時の基本的な対応の流れ

最初に患者さんの観察をする！

①アラームの内容を確認して、患者の状態を観察する
・酸素化および換気がされているかを評価します。

②原因の除去・対処をする
・患者側・呼吸器側（本体・回路・設定）の原因を検索します。
・アラームの表示を確認します。　※アラームが鳴って、消音ボタンを押すだけの行為はキケン！！！

③原因不明で換気に異常がある場合、応援スタッフを呼び、医師に報告する
・100％の酸素用手換気に切り替えます。

※人工呼吸器を装着している患者さんのベッドサイドには、ジャクソンリースまたはバッグバルブマスク（アンビューバッグ）を準備する。

人工呼吸器の故障は決して珍しいことではない。「故障する可能性がある」という認識をもって使用する！

酸素流量計があるか、緊急時にすぐにバッグバルブマスクが使える状態になっているかを、勤務開始時に確認する。酸素配管が1つしかない場合は、Y字管を使用して人工呼吸器の酸素配管と酸素流量計を装着する。

アラーム発生時の観察ポイント

☑表情

苦悶の表情であれば呼吸困難の可能性があります。→視診は p.83

☑バッキングやファイティングの有無

ファイティングがみられた場合、人工呼吸器との不同調、気道分泌物貯留、無気肺、喘息などによる気道狭窄、痙攣、鎮静薬の不足などによる覚醒、などが疑われます。

☑呼吸回数

成人では正常 12 〜 20 回 / 分です。

呼吸回数上昇（頻呼吸）の原因として、低酸素血症、過大な呼吸仕事量、興奮、不十分な鎮痛や鎮静、発熱、不安、疼痛、代謝性アシドーシスなどがあります。

☑バイタルサイン

A: 気道、B: 呼吸、C: 循環の安定を確認します。

☑自発呼吸の有無

患者の自発呼吸停止かそれに近い状態であれば、「中枢神経系に異常はないか」「循環動態に異常はないか」「鎮静や鎮痛薬投与に問題はないか」を確認します。

患者の自発呼吸はあるが、人工呼吸器が認識できていない状態であれば、「感度設定が鈍感すぎないか」を確認し、必要なら設定調整を医師に依頼します。

☑疼痛の評価

評価には BPS や CPOT などの疼痛スケールを用います。

☑胸郭の動き

人工呼吸器と同調して胸部や胸郭の動き（上昇）があるかを観察します（左右差があれば、片肺換気や気胸を疑います）。

☑胸部の振動

触診し、振動があれば分泌物貯留が考えられます。

・ファイティング：自発呼吸と人工呼吸器からの送気がぶつかる状態。

・バッキング：気道内のチューブや分泌物などが刺激となって咳込む。

★気道分泌物貯留の原因検索

・聴診や触診で痰の有無を確認する。

・胸部に手を当てて、振動があれば痰の貯留が考えられる。

・グラフィック波形の流速をみて、呼気時に基線が揺れていたら痰の貯留が考えられる。

→ p.61

☑呼吸音

分泌物貯留があるかどうかをチェックします。→聴診は p.86

分泌物の貯留が考えられる場合は吸引を行います。

☑カフ漏れの音

声漏れと空気が通る音がします。

カフ圧が低いなど、適正圧になっていない場合のほか、カフの損傷や、気管チューブが適切な位置にない（浅かったり、抜けかけていたりする）場合などが考えられます。

☑SpO_2、$EtCO_2$

パルスオキシメーター・カプノメーターが正しく装着されているかをチェックし、数値から酸素化・換気を確認・評価します。

☑グラフィックモニター

p.58 参照のこと。

☑回路の異常

回路の各接続部にゆるみがないか確認します。

ベッドのギャッチを下げるときに、回路が挟まっていないか確認します。

呼吸回路および呼気弁に接続不良や破損・亀裂があるためにリークしている場合、患者は低換気あるいは無換気の状態となるために、低酸素・高二酸化炭素状態になります。→回路の破損・リークがあれば、回路交換を検討

☑カフチューブの位置、カフ圧

噛みしめでカフ圧チューブが破損する場合もあります。

カフチューブの位置を確認します。

☑人工鼻

気道分泌物による汚染はないか確認します。

☑加温加湿器

滅菌蒸留水の中身はあるか、加湿釜の水位は適正か、温度設定は適正か確認します。

分泌物貯留が考えられても、分泌物が上気道付近まで移動してきていない場合は、吸引を行っても痰は吸引できないので注意。

低酸素：
SpO_2 ↓ down
高二酸化炭素：
$EtCO_2$ ↑ up
※無呼吸のとき、$EtCO_2$ の波形は表示されない。

※患者さんや呼吸回路に異常がない場合、アラーム設定値を確認し、医師に報告して設定条件の変更を検討する。

※用手換気用具でも換気が改善しなければ、気管チューブのトラブルまたは重大な合併症の可能があるので注意する！

DOPE（ドープ）

人工呼吸器を装着している患者さんで SpO_2 低下、低酸素血症で急変するなどのトラブルが起きたとき、DOPE で原因検索！

D（displacement）：人工気道の位置の異常
O（obstruction）：気道の閉塞
P（pneumothorax）：気胸
E（equipment failure）：機器・装置の不具合

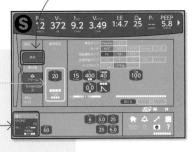

②次に、「無呼吸」をタッチ

勤務の開始時に、何秒の設定になっているか確認する。

写真の場合：
無呼吸時間 20 秒

①最初にここをタッチ

アラームの種類

無呼吸アラーム

▶状態

・患者の自発呼吸が設定した経過時間以上、認識できない場合に発生
・自発呼吸があっても、有効な呼気換気量が認識できない場合に発生
※多くの機種では、アラーム作動とともにバックアップ換気が開始されます。

勤務の開始時に、バックアップ換気の設定を確認する！

▶原因

患者側の原因	呼吸器側の原因
・自発呼吸の停止、あるいは減少 ・換気量の低下 ・呼吸中枢の障害 ・気管チューブのカフ圧低下、カフの破損 ・auto PEEP	・呼吸回路の外れ、ゆるみ ・リーク ・呼吸器回路の閉塞 ・水分貯留 ・人工鼻の汚染

▶設定の目安：一般的な設定は 15 ～ 20 秒。患者の状態により設定する。

▶対応：次のどれに該当するか、評価する：①患者の自発呼吸停止かそれに近い状態か、②回路が外れているか、③患者の自発呼吸はあるが、人工呼吸器が認識できていない。

［確認］SpO_2、$EtCO_2$／気管チューブの長さ／アラーム設定値／人工鼻の汚染　［準備］用手換気用具

グラフィックモニターの換気量（V_T）をみて、基線（0mLのところ）まで低下しているか確認する。

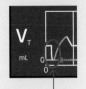

基線まで戻っていなければ、リークが疑われる。

アラームの音量確認

アラームが鳴ったときに聞こえる音量を調整しましょう。

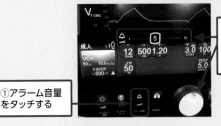

①アラーム音量をタッチする

②アラーム音量が表示される
1～10までありノブを回して希望する音まで調整する
（写真では5の音量）

気道内圧下限アラーム

勤務の開始時に、
下限アラームの設定値を確認する

▶状態

- 設定された気道内圧の値よりも低値であることを示します。
- 人工呼吸器がガスを送気しても気道内圧が上がらない状態です。
- 回路内圧が上がらないため、患者の換気が適切に行われません。

▶原因

患者側の原因	呼吸器側の原因
・換気量や呼吸回数の低下 ・吸気努力の増大 ・肺コンプライアンスの上昇 ・カフリーク ・カフ圧の不足 ・気管チューブの抜け	・呼吸回路の外れ：挿管チューブが抜けている ・リーク ・挿管チューブのカフ圧が不足している ・呼気弁の破損 ・気道内圧下限のアラーム設定値が高すぎる ・圧トランスデューサの不良

呼吸回路および呼気弁に接続不良や破損・亀裂があるためにリークしている場合、患者さんは低換気あるいは無換気の状態となるため、低酸素・高二酸化炭素状態になる。

▶設定の目安：アラームは気道内圧が安定した状態の約70%に設定。

▶対応：[確認]胸郭の動き／呼吸音／SpO_2、$EtCO_2$／気管チューブの長さ・カフ圧／回路の異常　[準備]用手換気用具

※患者や呼吸回路に異常がない場合、アラーム設定値の確認や設定条件の変更を検討する。

噛みしめによってカフ圧が破損する場合も。カフチューブの位置を確認する。

アラーム表示が消えてしまったら…？

　ベッドサイドに行ったけれど、アラームの表示が消えてしまったという場合は、アラーム履歴で内容を確認しましょう。

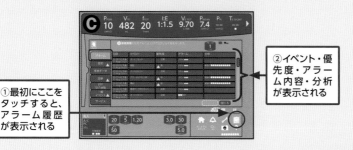

①最初にここをタッチすると、アラーム履歴が表示される

②イベント・優先度・アラーム内容・分析が表示される

9　アラーム発生時の対応

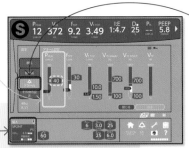

勤務の開始時に、上限アラームの設定値を確認する

この図の場合：
気道内圧上限
40cmH₂O

②次に、「アラーム」をタッチする

①最初にここをタッチ

気道内圧上限アラーム

▶**状態：**気道内圧が設定値以上に上昇した状態です。

▶**原因**

患者側の原因	呼吸器側の原因
・ファイティング ・肺コンプライアンスの低下 ・気道狭窄 ・気道分泌物の貯留 ・気管チューブの屈曲・閉塞 ・片肺換気 →胸郭の左右の動きを観察する ※患者の肺病変の進行に伴う肺コンプライアンスの低下が原因である場合、緩徐に気道内圧が上昇してきます。 ※突然起こる急激な気道内圧の上昇は、呼吸回路の閉塞やファイティングを考えます。	・呼吸回路の屈曲、閉塞 ・水分貯留 ・圧トランスデューサの不良 ・人工鼻の汚染 ・気道内圧上限のアラーム設定値が低すぎる

呼吸回路の閉塞により、アラームが鳴ることが多い。

▶**設定の目安：**アラームの設定は気道内圧に +10cmH₂O を加えた値に。

▶**対応：**［確認］胸郭の動き／呼吸音／SpO_2、$EtCO_2$／気管チューブの長さ

※患者や呼吸回路に異常がない場合、アラーム設定値の確認や設定条件の変更を検討する。

▶**注意点**

・痰の詰まりが原因となる場合は、吸気ガスの加温加湿を適切に行います。

・呼吸回路内の水滴や回路内に溜まった水分の除去をこまめに行います。

回路内に水が溜まっているときは、グラフィックの圧波形で基線が揺れていることがある。

・高圧状態が続くと、気道や肺胞の圧損傷、気胸、縦隔・皮下気腫を引き起こしてしまう危険性が高まります。→最高気道内圧や平均気道内圧を確認する
高圧状態が続く場合、まず用手換気に切り替えます。バッグを押しても換気できないときは、気管チューブのトラブルの可能性が高いです。

・気道内圧の上昇は、胸腔内圧も上昇させます。胸腔内圧の上昇に伴って、心臓への静脈還流量の減少、心拍出量の減少、頭蓋内圧亢進などが起こります。

ここをタッチすると詳細が表示される

最初は黄色ランプアラームで表示していたが、対応しなければアラーム音が大きくなって赤いランプアラームで表示される。
赤色表示になるビックリマークの数も増えている！！！

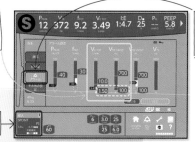

勤務の開始時に、換気量下
限アラームの設定値を確認する
（一回換気量と分時換気量）

写真の場合：
一回換気量下限：100mL
分時換気量下限：1.5L/分

②次に、
「アラーム」
をタッチする

①最初にここをタッチ →

換気量下限アラーム

▶状態

・一回換気量低下アラーム：1回の呼気量が設定値に満たない状態です。

・分時換気量低下アラーム：1分間の呼気量が設定値に満たない状態です。

▶原因

患者側の原因	呼吸器側の原因
・一回換気量や呼吸数の低下 （自発呼吸の回数低下） ・気管チューブのカフ圧不足	・呼吸回路の外れや破損、リーク ・換気量下限のアラーム設定値が高すぎる ・換気量測定トランスデューサの不良

回路の異常からアラー
ムが鳴ることが多い！

▶設定の目安

・一回換気量下限アラームは設定一回換気量の70～80％に設定します。

・分時換気量下限アラームは実測値の70～80％に設定します。

▶対応：[確認] 胸郭の動き／呼吸音／SpO_2、$EtCO_2$／気管チューブの長さ・カフ圧／回路の異常　[準備] 用手換気用具

※患者や呼吸回路に異常がない場合、アラーム設定値の確認や設定条件の変更を検討する。

分時換気量
＝一回換気量×
呼吸回数
分時換気量が
低下する場合、
量か呼吸回数
に変化がある。

一回換気量低下アラーム

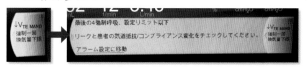

分時換気量低下アラーム

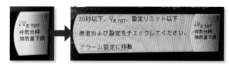

こんなアラームも！

回路外れアラーム

生命に直結するので、
すぐに対応する！

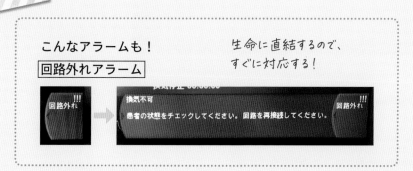

9 アラーム発生時の対応

勤務の開始時に、換気量上限アラームの設定値を確認する（一回換気量と分時換気量）

この図の場合：
一回換気量上限：700mL
分時換気量上限：10.0L/分

②次に、「アラーム」をタッチする

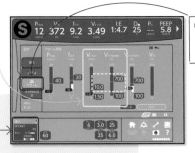

① 最初にここをタッチ →

換気量上限アラーム

▶状態

・一回換気量上限アラーム：1回の呼気量が設定値を上回ると発生します。

・分時換気量上限アラーム：1分間の呼気量が設定値を上回ると発生します。

▶原因

患者側の原因	呼吸器側の原因
・不安、疼痛による一回換気量の増加 ・頻呼吸 ・咳嗽 ・ファイティング	・呼吸回数や一回換気量の不適切な設定 ・呼気弁異常 ・オートトリガー ・換気量上限のアラーム設定値が低すぎる ・換気量トランスデューサの不良

【頻呼吸になる原因】
発熱、低酸素、不安、疼痛、中枢性疾患、不十分な鎮静、代謝性アシドーシスなど。

▶設定の目安

・一回換気量上限アラームは設定一回換気量の1.5倍に設定します。

・分時換気量上限アラームは実測値の1.5倍に設定します。

一回換気量は、一度に患者さんへ送り込むガスの量のこと。
$6 \sim 8$ mL/kg程度
（$300 \sim 500$ mL程度）
（例）
体重が60kgで、一回換気量8mL/kgの場合、
$60kg \times 8mL = 480mL$

▶対応：［確認］胸郭の動き／呼吸音／SpO_2、$EtCO_2$／疼痛の評価

▶注意点

・まずは、患者が実際に大きな換気量を必要としているか評価します。→評価した後に、アラーム設定値の確認や設定条件の変更を検討

・オートトリガーによって過換気となり、換気量上限アラームが作動することがあります。

オートトリガーは…
リークまたは回路内の結露や気道分泌物の揺れを自発呼吸と誤認識し吸気を送ってしまう。グラフィック波形で確認できる。→p.58

一回換気量上限アラーム

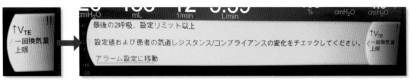

分時換気量上限アラーム

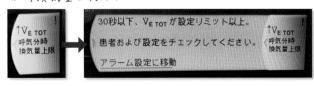

ガス供給異常アラーム

▶状態

・医療ガス（酸素、圧縮空気）の供給圧が低下したときに発生します。

・人工呼吸の駆動が停止する危険性があります。

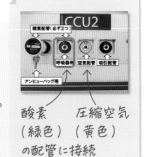

酸素　　　圧縮空気
（緑色）（黄色）
の配管に接続

▶原因

ガス供給異常アラームは完全に呼吸器側の問題で作動する
・人工呼吸器から出ているホースと配管端末器（アウトレット）の接続不良によるガス漏れ →配管にしっかり接続できているか確認！ ・配管端末器の破損 ・耐圧ホースの踏み潰し、屈曲 ・医療ガス供給圧の低下（病院のガス供給そのものの問題）

▶注意点

・ガス供給低下状態はそもそも人工呼吸器が作動しない危険な状態です。

・酸素か空気どちらか一方に異常が発生した場合は、正常なもう一方でガス供給を維持します。

電源異常アラーム

▶状態：人工呼吸器につながっている電気が停止、あるいは電源が低下したときに発生します。

▶原因

電源異常アラームは完全に呼吸器側の問題で作動する	
・停電 ・電源コードが抜けた ・どこかで接続が悪くなった	・バッテリーが消耗した ・その他、機械の故障

▶注意点：

・人工呼吸器を使用するコンセントには、ほかの医療機器の電源プラグを接続してはいけません。

・瞬時に特別非常電源コンセント（緑）か自家発電コンセント（赤）を使用します。

・電源プラグがコンセントから抜けないようにロック式のものを使用します。

・バッテリーを内蔵した人工呼吸器を使用することが望ましいです。

・用手換気用具もしくは医療ガス駆動の人工呼吸器を常備しておきます。

・延長コードの使用はできる限り控えます。

★コンセントの接続を忘れても、内部バッテリーがあればしばらくは作動する。
→検査などの搬送後や勤務開始時には、人工呼吸器本体の充電のランプが点灯しているかを確認する。

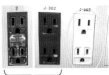

非常用の
無停電電源

9　アラーム発生時の対応

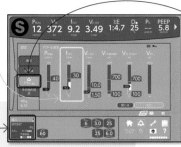

勤務の開始時に、上限アラームの設定値を確認する

この図の場合：呼吸回数上限 30回/分となる

②次に、「アラーム」をタッチする

①最初にここをタッチ

呼吸回数上限アラーム

▶**状態**：1分間あたりの換気回数が上限を超えたことを表します。

▶**原因**

患者側の原因	呼吸器側の原因
・呼吸回数の上昇 ・換気量の増加 ・咳嗽 ・ファイティング	・呼吸回数や一回換気量の不適切な設定 ・呼気弁の異常 ・吸気流量センサーやアラーム設定の異常 ・トリガー感度設定が過敏 ・リ　ク

流量センサーの設定を確認する。

▶**設定の目安**：40回/分前後程度に設定します。

▶**対応**［確認］胸郭の動き／呼吸音／ SpO_2 、 $EtCO_2$ ／疼痛の評価

※患者や呼吸回路に異常がない場合、アラーム設定値の確認や設定条件の変更を検討する。

　例：低酸素血症の場合、低換気を伴うなら設定一回換気量を増加、

　　　 SpO_2 が低下しているなら FiO_2 を増加

実際に患者さんの呼吸回数が上昇しているのか、見かけ上、頻呼吸になっているのか、どちらなのか評価する。

▶**注意点**

・患者が高い換気量を必要としているかを評価します。

・低二酸化炭素血症による呼吸性アルカローシスが起きる可能性があります。

加温加湿器のアラームの見方（MR850™ の場合）

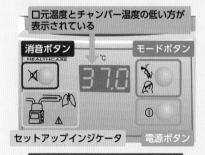

口元温度とチャンバー温度の低い方が表示されている

消音ボタン

モードボタン

セットアップインジケータ

電源ボタン

・表示されている温度を確認する。
・チャンバー温度と口元温度の低い方が表示されていることに注意する。
・消音ボタンを1秒押し続けると、チャンバー温度と口元温度の順に表示される。

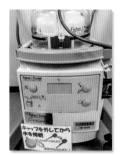

MR850™ については、p.39 も参照

アラーム音が鳴ったら表示を確認する＝光っているところを探す

チャンバー温度

口元温度

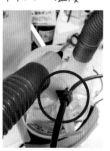

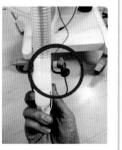

回路は上向きに固定！

→下向きに固定すると結露が溜まり、正しい温度が測定されない場合がある。

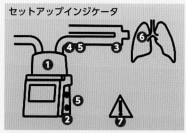

セットアップインジケータ

アラーム音が鳴ったら表示を確認する＝光っているところを探す

❶水供給不足アラーム
▶状態：チャンバー内に必要な水量がない状態。
▶対応
・蒸留水の残量を確認します。
・蒸留水のバッグから加湿釜までのラインが屈曲していないか確認します。

❷温度プローブセットアップアラーム
▶状態：温度プローブが正しく接続されていなかったり、故障・断線している場合。
▶対応
・温度プローブが正しく接続されているか確認します。
・温度プローブを交換します。

❸口元温度プローブ外れアラーム
▶状態
・口元の温度プローブが正しく接続されていない場合。
・ヒーターを加温しても温度が上昇しない場合。
▶対応：口元の温度プローブの接続を確認します。

❹チャンバー出口温度プローブ外れアラーム
▶状態
・チャンバー出口温度プローブが正しく接続されていない場合。
・チャンバーを加温しても温度が上昇しない場合。
▶対応：チャンバー出口温度プローブの接続を確認します。

❺ヒーターワイヤーアラーム
▶状態
・ヒーターワイヤーが正しく接続されていない場合。
・ヒーターワイヤー不良の場合。
▶対応：ヒーターワイヤーを確認します。
※注意：呼気ヒーターが外れていても、アラームは鳴らない。

❻湿度アラーム（1段階目は点灯）
▶状態
・患者に送られている湿度が不十分な状態。
・口元温度またはチャンバー出口温度のどちらかが35.5℃以下で点灯します。
▶対応：冷暖房の状況、室温を確認します。

❻'湿度アラーム（2段階目はアラームが鳴る）
▶状態：加湿不足が持続し、加温加湿器による自動修正が困難な場合。
▶対応：再度、冷暖房の状況、室温を確認します。状況次第で臨床工学技士に相談します。

❼技術マニュアル参照マーク
▶状態：加温加湿器が使用できない状態です。
▶対応：臨床工学技士に連絡します。

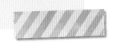

10章　抜管の手順

　2章でも述べたように、人工呼吸器を装着することは、生体の自然な生理的メカニズムを妨げるものです。人工呼吸器からの早期離脱について、多職種で話し合います。毎日患者の状態を評価し、抜管可能と判断されたら患者に説明し、抜管の準備をします。

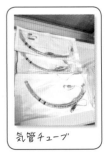

気管チューブ

抜管の準備と介助手順

抜管のための物品を準備する

- ・再挿管の準備（気管チューブは、現在のチューブと同径のものと、1つ細い径のもの、2種類を準備）
- ・酸素投与の準備（インスピロン、酸素マスク、NPPV、ネーザルハイフロー）
- ・用手換気用具（バッグバルブマスク、ジャクソンリース）
- ・緊急用輪状甲状膜穿刺キット（クイックトラック、ミニトラック〈いずれもスミスメディカル社製〉）
- ・吸引の準備
- ・モニター
- ・10mL シリンジ

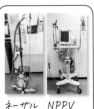

ネーザル　NPPV
ハイフロー

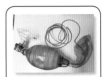

バッグバルブマスク

ジャクソンリース

クイックトラック

ミニトラック

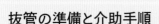

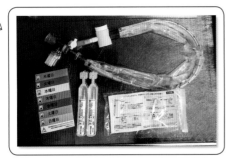

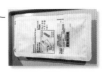

パックになっていて、上のフィルムを剥がすと、中はこんな感じ。

※何を用いるのかを抜管前に医師に確認し、準備しておく。

▶抜管前の確認を行う

①原疾患を評価します。

② SAT（Spontaneous Awakening Trial：自発覚醒トライアル）を
施行し成功していることが条件となります。→p.16

③ SBT（Spontaneous Breathing Trial：自発呼吸トライアル）を
施行し成功していることが条件となります。→p.17

④抜管前、気道狭窄の危険因子を評価します。

→カフリークテストもその方法の一つ（p.18）

▶抜管の手順

①再度、患者に抜管の説明をし、体位を整えます（ファーラー位：
ヘッドアップ 30 〜 60°以上で、膝を曲げ後ろに寄りかかる姿勢）。

②モニターを装着し、バイタルサインを測定します。

③物品の確認や吸引の準備を行います。→胃内容物を減らしておく
※胃管留置の場合は、専用のシリンジで吸引します。

④口腔内・カフ上を吸引します。
※必要時、気管内も吸引します。

⑤剥離剤を使用し、挿管チューブのテープを剥がします。

⑥ 10mL のシリンジを使用してカフを抜き、医師が抜管します。

⑦酸素投与を行います（医師の指示に基づいて、インスピロン、酸
素マスク、NPPV、ネーザルハイフローを使い分けます）。

⑧口腔内吸引を行います。

⑨モニタリングを行い、観察を継続します。

★患者さんには、協力
してほしいことなどを、
わかりやすく説明！
↓

ベッドを起こします。

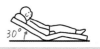

30°

30 〜 60°に！

口の周りについている
テープを剥がします。

［介助のコツ］
患者さんに深呼吸を
促す。最大吸気圧
でカフの空気を抜いて
チューブを抜去。医
師とコミュニケーションを
図りながら行うことが
大事！

「しっかり咳をして痰を出してください。そし
て、ゆっくり呼吸をしてください。その後、
声を出して名前を言ってみてくださいね」。

［介助のコツ］
チューブ抜去時は口腔内に分泌物が多く認め
られるため、吸引する。その際、患者さんがパニッ
クにならないよう、しっかり声かけをして行う。

→吸引については、p.98

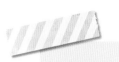

・抜管して1時間は15分ごとに患者さんを観察する。
・ベッドサイドから離れないようにするため、周りのスタッフの協力を得る。

抜管後の観察

　抜管後はすべての症例に再挿管の準備が必要と考えて対応する必要があります。また、上気道閉塞に備えて迅速に対応できるよう準備をしておきましょう。

★吸気時に呼吸筋を使用していないかも確認！（長期挿管では呼吸筋疲労が考えられる）
呼吸回数は1分間計り正確に把握。

▶抜管後の観察項目

☑呼吸状態：呼吸回数、SpO_2、呼吸様式、呼吸困難

☑聴診（頸部・胸部）

☑動脈血液ガス分析（pH、PaO_2、$PaCO_2$）→血液ガスをいつ採取するか医師に確認

☑血圧・心拍数　→頻脈の有無、冷汗の有無を観察（交感神経が優位になっているとこの症状が出現）

☑意識状態、意識レベル（JCS・GCS）

☑咳嗽能力

　※呼吸リハビリテーションと合わせて分泌物が喀出できるように

　　援助を行います。→気道分泌物を自己喀出できることが、再挿管を低下させる

☑誤嚥の有無　→抜管前は経管栄養の投与を見合わせる。必要であれば胃内容物の吸引を抜管前に行う

☑聴診所見（呼吸音・頸部の気道の音）

☑嗄声・喘鳴の有無

患者さんにとって安楽な体位

※体位は、頭部を挙上した姿勢を維持します。

30〜60°に!

重力により腹腔内臓器の横隔膜への圧迫が軽減する
肺が拡張しやすい
機能的残気量（FRC）の増加

11章　NPPV 回路の組み立て方

NPPV（noninvasive positive pressure ventilation；非侵襲的陽圧換気）とは、気管挿管や気管切開をせずに、マスクで口鼻を覆って陽圧換気を行う人工呼吸療法です。

加温加湿器回路の組み換え方

（V60 ベンチレータ使用時。当院の場合）

加温加湿器用を使用する際には、必ず下記の方法で回路を組み換えます。

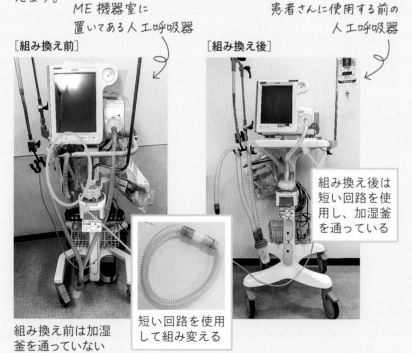

ME 機器室に置いてある人工呼吸器

患者さんに使用する前の人工呼吸器

［組み換え前］

［組み換え後］

組み換え後は短い回路を使用し、加湿釜を通っている

短い回路を使用して組み変える

組み換え前は加湿釜を通っていない

①加温加湿釜の青い蓋を取り、滅菌蒸留水または注射用水に接続します。

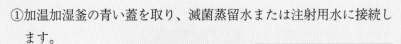

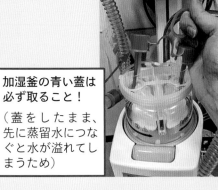

加湿釜の青い蓋は必ず取ること！

（蓋をしたまま、先に蒸留水につなぐと水が溢れてしまうため）

この状態で回路を接続

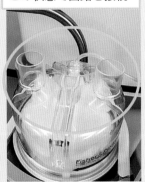

②バクテリアフィルターに接続されている回路を外し、加温加湿器に接続します。

※バクテリアフィルターから加湿釜までの回路は曇らない。

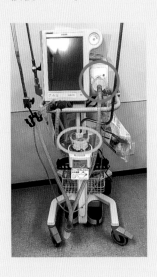

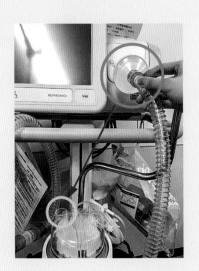

③本体に付属している短い回路のアダプターを外し、吸気フィル
ターから加温加湿器に接続します。

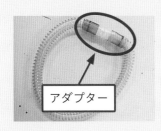

アダプター

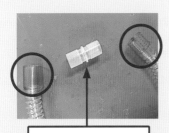

これを外さないと
回路に接続できない

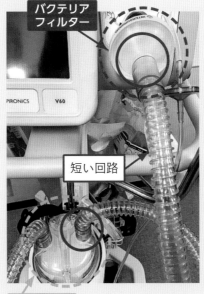

バクテリア
フィルター

短い回路

加温加湿器

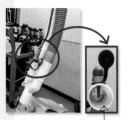

※加温加湿器から
呼気ポートのまで
の回路は、曇った
り水滴が付いたり
する。

水滴がつく

※回路やマスクのく
もりを観察すると、
加湿されているか
どうかがわかる。

※回路もマスクも曇っ
ていないときは、加
湿加湿器の電源
や設定ダイヤルを
確認する！

④人工呼吸器と周辺機器を適切に配置し、主電源を入れます。

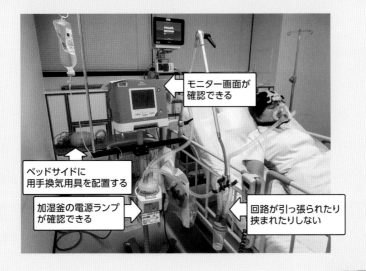

モニター画面が
確認できる

ベッドサイドに
用手換気用具を配置する

加湿釜の電源ランプ
が確認できる

回路が引っ張られたり
挟まれたりしない

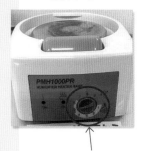

ココをチェック！

MEMO

ケア編

12章 人工呼吸器を装着している 患者の観察

患者のフィジカルアセスメント

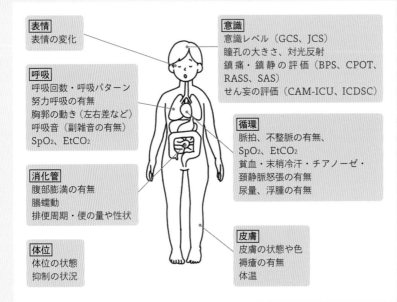

表情
表情の変化

呼吸
呼吸回数・呼吸パターン
努力呼吸の有無
胸郭の動き（左右差など）
呼吸音（副雑音の有無）
SpO_2、$EtCO_2$

消化管
腹部膨満の有無
腸蠕動
排便周期・便の量や性状

体位
体位の状態
抑制の状況

意識
意識レベル（GCS、JCS）
瞳孔の大きさ、対光反射
鎮痛・鎮静の評価（BPS、CPOT、RASS、SAS）
せん妄の評価（CAM-ICU、ICDSC）

循環
脈拍、不整脈の有無、
SpO_2、$EtCO_2$
貧血・末梢冷汗・チアノーゼ・頚静脈怒張の有無
尿量、浮腫の有無

皮膚
皮膚の状態や色
褥瘡の有無
体温

患者さんの状態を見極めながら、呼吸器との同調性もチェックし、現在の設定が患者さんに適しているかも確認！！
非同調のときは、呼吸仕事量が増えているので原因検索する！

スケールは、p.109、110も参照。

　人工呼吸管理中は、患者の苦痛の軽減、安静のために鎮痛・鎮静が行われるなど、患者にさまざまな身体的・精神的影響をもたらします。したがってナースは、患者の精神面に配慮しつつ、適切な身体診察により患者の全身状態を評価しなければなりません。フィジカルアセスメントならびに機器を用いたモニタリングや検査結果をふまえ、異常の早期発見・対応に努めます。

　問診→視診→触診→聴診→打診 の順でフィジカルアセスメントを進め、上記図に挙げた項目を評価していきます。

問　診　※鎮静レベルを評価し、問診できる状態か判断する

　問診が可能な状況であれば、患者から呼吸困難の有無や程度、症状を聞いて、状態の確認を行います。

▶呼吸困難がある患者への問診

・呼吸困難の有無と、程度や発症時期
・痰（去痰の状態）、咳、咽頭部痛、胸痛・背部痛、発熱、消化器症状の有無、嚥下状態などの症状に加えて服用薬やアレルギーの有無

（視診で多くの情報を得られる！）

視　診

　　　　　鎮痛のスケール評価（BPS/CPOT）で、

▶表　情　「表情」の項目がある

　呼吸困難や痛みが増強すると、苦痛な表情になることがあります。

> 呼吸の運動をみることが大切。
> ※患者さんに気づかれないように測定する。
> （気づかれると、患者さんが意識することで、呼吸回数に変化が出てしまう）

▶呼吸状態

　呼吸回数・呼吸パターン・胸郭の動きを観察します。モニターの呼吸回数ではなく、目視で30秒以上かけて、1分間呼吸回数を測定しましょう。速い呼吸、努力呼吸などが、呼吸仕事量増大のサインとなります。

　急変する6〜8時間前に呼吸に何らか変化があるといわれています。呼吸のアセスメントは、異常の早期発見には非常に重要です。

【正常な呼吸パターン】

・自発呼吸の構成は、吸気⇒吸気ポーズ⇒呼気⇒休止期のサイクルです。
・吸気・呼気の開始と終了は一定の間隔で行われ、リズムは規則的です。

> 成人の呼吸回数（正常値）：12〜20回/分

> 補助呼吸筋を使っている呼吸か、吸気時に鼻翼を拡大している呼吸か（鼻翼呼吸）観察！

> 鼻翼呼吸や下顎呼吸。→酸素化障害や換気障害の可能性あり。

・吸気時間：吸気と吸気ポーズを合わせた時間
　　　　　　＝吸気から呼気に移行するときに、吸気運動がゆっくりとなり停止しているように見える状態。
・呼気時間：呼気と休止期を合わせた時間
　　　　　　＝呼気がゆっくり終了した後、次の吸気開始までの呼吸運動を認めない時間。

【胸郭の動き（呼吸運動）】 腹部や足元の方から、目線を胸郭の位置まで下げて観察する！

・正常な呼吸では胸郭の拡張に左右差はありません。吸気時に前胸部はわずかに前・上方に、季肋部では外・上方に挙上します。

［アセスメントポイント］

・左右差がないか

　→左右差がある場合、片側の無気肺や気胸・血胸などのために換気がうまく実施できていない危険性があります。

・努力呼吸の有無

　→吸気努力が必要な状態とは、胸骨上・鎖骨上に陥没がみられたり、補助呼吸筋を使っている状態です。

・胸郭全体が吸気時に陥没している ＝シーソー呼吸

　→上気道狭窄・閉鎖があります。→すぐに医師や先輩に報告！

【異常呼吸の原因】

・呼吸回数の増加（頻呼吸）：発熱、代謝性アシドーシス、低酸素血症、疼痛、不安など

・呼吸回数の低下（徐呼吸）：低体温、頭部外傷、薬物過剰摂取など

▶皮　膚

　顔・唇の色は悪くないか、チアノーゼや褥瘡の有無を確認します。

［チアノーゼの分類］

・末梢性チアノーゼ：口唇や爪などに現れます。

・中枢性チアノーゼ：動脈血の還元型ヘモグロビンが 5g/dL 以上に増加すると出現し、頬粘膜や舌などに現れます。

▶瞳　孔

　瞳孔の大きさの変化。対光反射はあるかを確認します。

▶頸静脈

　頸静脈怒張の有無を確認します。

▶体　位

　現在の体位や体位の変化で苦しそうでないか、良肢位であるか、今の体位で苦しそうな表情でないか、観察します。

正常な呼吸は横隔膜を使用し、呼吸補助筋は使用しない。

触診

▶胸郭の拡張や横隔膜の動きをみる

胸部や横隔膜に直接手を当てて、触診を行います。

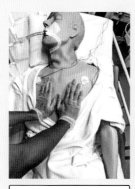 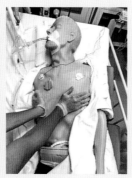

前胸部の触診	中・下背部の触診
親指が胸骨の上、人差し指と中指が鎖骨に触れるように	両胸を両手で包むように

　肋骨弓の下に両親指を置き、ほかの指で胸部の側面を包みこみます。患者（意識がある場合）に呼吸をしてもらい、手のひらの動きを観察し判断します。

正常　吸気時に前胸部は斜め上方（腹部および頭側）に、中・下背部は前後径・横径ともに左右対称に拡大します。

異常　左右差がある場合：無気肺、肺炎、気胸、片肺挿管などを疑います。

　　　動きが弱い場合：肺気腫、気道閉塞を疑います。

　　　痰がある場合：手に振動を感じます。

→皮下気腫の有無を確認します。

皮下気腫がある部分を指で押すと泡をつぶすようなプツプツという感触がある。
（皮下気腫があったら気胸や縦隔気腫を疑う）

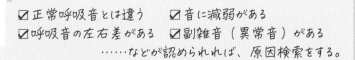

☑ 正常呼吸音とは違う　　☑ 音に減弱がある
☑ 呼吸音の左右差がある　☑ 副雑音（異常音）がある
……などが認められれば、原因検索をする。

聴 診

　聴診とは、臓器や気管が発している音を受動的に聴くことです。気管内の分泌物のつまりや気道の閉塞などから起こる異常音の有無などを確認します。

※可能なら、ゆっくり呼吸してもらいながら聴診する。

▶聴診の基本

聴診部位

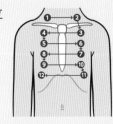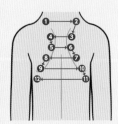

〈ポイント〉

・肺野を聴取できる体位で行います。その際、仰臥位、側臥位、座位を組み合わせましょう。

・左右対称に上方から下方に聴取します。

・前胸部を左右対称に、肺尖部から下肺野まで鎖骨や肋骨を避けた鎖骨上や肋間に聴診器を当てます。

・背部も左右対称に、肺尖部から下肺野まで肩甲骨や肋骨を避けた肋間に聴診器を当てます。

・1部位ごとに1呼吸サイクル（吸気〜休止期）を聴取します。その際、吸気と呼気で強弱や異常音の有無など違いがあるかを確認しましょう。

●正面の聴診：右側臥位　　　　　　　　　●背部の聴診：右側臥位

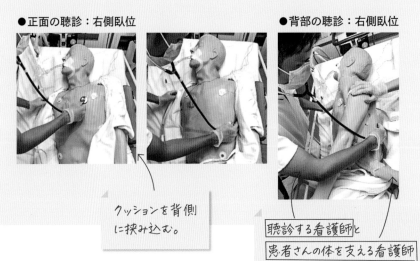

クッションを背側に挟み込む。

聴診する看護師と
患者さんの体を支える看護師

循環動態が不安定で側臥位になれない患者さんの場合は、ベッドのマットを下に押して背部に聴診器を挿入して聴取する。

▶呼吸音の分類

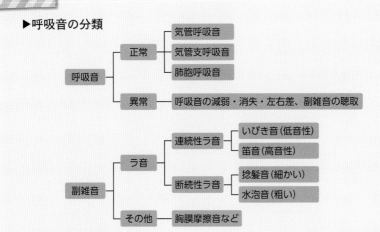

▶正常な呼吸音

　正常な呼吸音には、気管呼吸音、気管支呼吸音、肺胞呼吸音があります。それぞれの特徴を理解して、聴診しましょう。

※最初は、音の聞きわけが難しいので、先輩といっしょに聴診!

気管呼吸音	気管支呼吸音	肺胞呼吸音
・頸部の気管上で聴取する ・強く粗い音がする ・呼気で強く長く、吸気と呼気の間に明らかな切れ目がある	・前胸部胸骨上、背部両肩甲骨間などの狭い範囲で聴取する ・肺胞音より大きく、高い音 ・吸気より呼気がやや大きい	・胸壁正中部、肺尖区以外の肺野で聴取する ・層流では音は発生せず、乱流で発生する ・吸気では全体でほぼ一定の大きさで聞こえる。呼気では呼気の初めにしか聞こえない

▶呼吸音の異常

呼吸音の症状	考えられる原因
呼吸音の減弱がある	気胸、無気肺、胸水、腫瘍や異物など、主に肺の換気能の障害
呼吸音の消失がある	気管支喘息発作、異物による気道閉塞、気胸など、主に気道・肺の気流の障害
呼吸音の左右差がある	気胸、無気肺、胸水、肺炎、腫瘍などによる片側肺の換気障害
副雑音(異常音)がある	

＊副雑音：聴診したときに聞こえる異常音のこと。
肺や気道で生じている副雑音をラ音といい、
気道の狭窄によって音が続いて聞こえる連続性ラ音と、
途切れて聞こえる断続性ラ音がある。

分類は
次ページ!

12 人工呼吸器を装着している患者の観察

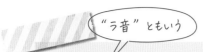

"ラ音"ともいう

▶副雑音の分類と特徴

分類		病態生理	代表的疾患	特徴
断続性副雑音（ラ音）	呼吸性副雑音	気道分泌物の存在	痰の多い肺疾患	水泡音 ボコボコ 体位と咳に影響される
	吸気初期副雑音	中枢気道の開口を反映	COPD	水泡音 ボコボコ
	吸気終末副雑音	終末細気管支の開口を反映	間質性病変	捻髪音 チリチリ、バリバリ 吸気終末につれて増大 体位に影響される
	全吸気副雑音	肺胞病変が考えられる	肺炎	水泡音 ボコボコ
連続性副雑音（ラ音）	ウィーズ（wheeze）	細い気管支が狭窄している	気管支喘息	笛音（連続する高い音） ピー・ピー
	ロンカイ（rhonchi）	比較的太い気管支が狭窄している	異物・腫瘍・気管支喘息	いびき音（連続する低い音） ブー・ブー

・呼気・吸気どちらで聴こえるか？
呼気時？
吸気時？
呼気時と吸気時の両方？

・吸気のどの辺りで聴こえるのか？
吸いはじめ？
吸い終わり？

…チェックする。

いびき音
吸気時に太めの気道に分泌物がたまったり狭窄したりして、呼気時に「ブーブー」（乱気流が起こっている音）という音がする。

笛音
吸気時に細めの気道が狭窄して、呼気時に「ピーピー」（細いところを空気が通る音）という音がする。

捻髪音
肺胞壁の肥厚が起こり、末梢気道がつぶれているため、吸気時につぶれていた末梢気道が急に開いて、呼気時に「チリチリ」「バリバリ」という音がする。

水泡音
呼気時に細気管支や肺胞の中の張り巡らされた液体膜が、吸気によって破裂することで、吸気時に「ボコボコ」という音がする。

※末梢で聴こえることもある。

打　診

　胸部の表面をたたくことで、打診音から病態を推測します。前面だけでなく、背面や側面も打診します。

背部の濁音により、下側肺障害や胸水貯留などを早期発見できる。

▶打診音の特徴

　打診音は、水分や空気などの気体の量で違いがあります。

正常	共鳴音 （清音）	ポンポンという空気を含む音で、よく響く 音の強さは大きく、低音、音の長さは長い
異常	過共鳴音	非常によく響く音 →気胸、肺気腫などを疑う
	濁音	ピンピンという詰まった音で、ほとんど響かない 音の強さは小さく、高音、音の長さは短い →胸水、無気肺、肺炎などを疑う
	鼓音	ポコポコという音 清音より高くて軽い、乾いた太鼓のような音 ガスが貯留した腹部でよく聴かれる →気胸、肺気腫などを疑う

清音
空気の多いところで聴かれる。つまり含気量の多い場所で聞かれる音であり、肺野で聴かれる音。

濁音
全く含気がない部分（筋肉や胸水貯留部分）で聴かれる。自分の太ももを打診したときに聞こえる音と一緒。

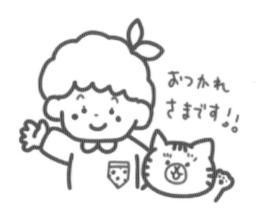

おつかれさまです♪

全身の各数値のモニタリング

項目	正常値	モニタリングのポイント
脈拍	60〜100 （回/分）	・脈圧の大きさで左心室からの心拍出量を推測できる。 ・頻脈（100回/分以上）の場合、低酸素、貧血、不安、低血圧、不整脈、運動による過負荷などが考えられる。 ・徐脈（50回/分以下）の場合、薬剤の副作用、不整脈、スポーツ心臓などが考えられる。
血圧	95〜140/ 60〜90 （mmHg）	・血圧＝心拍出量×末梢血管抵抗 　（平均血圧は臓器血流の指標の一つ） ・低血圧は、循環血液量の減少、左心不全（低心拍出）、末梢血管拡張などによって引き起こされる。 ・呼気時に収縮期血圧の低下と頻脈が同時にみられる場合、高度の気道狭窄や心タンポナーデ、緊張性気胸、左室肥大などが考えられる。
体温	36.5〜37.0 （℃）（腋窩温）	・体温が正常であることは、代謝機能が正常であることを示す。 ・体温が上昇すると、代謝が亢進し、酸素需要が増加する。
尿量	0.5（mL）× 体重（kg）/ 時間	・尿量は、循環血液量を反映する。 ・循環血液量の減少は、臓器灌流の低下により腎不全やショックなどの重篤な合併症につながる場合がある。 ・体内のin・outバランス、電解質（Na、K、Ca、Cl）のバランスを観察する。

生命に直結するので気をつけて観察する。

酸素需要が増え、二酸化炭素の排出が増えることを意味する。つまり、体温上昇は二次的に呼吸回数の増加につながる！

実際の患者さんの体重でなく、標準体重で計算！

例えば、160cm、70kgの患者さんの場合、
標準体重は1.6（m）× 1.6（m）× 22 ＝ 56.32 kg
1時間尿量の目安は0.5（mL）× 56（kg）＝ 28 mL/ 時間

機器によるモニタリング

▶パルスオキシメーター

経皮的酸素飽和度（SpO_2）　正常値：95 〜 100%

・プローブを指先に連続装着することで、圧迫で皮膚トラブルのリスクが生じるので、定期的な巻き直しや観察を行います。
・末梢の循環不全があると SpO_2 は低値になります。
・体動、振動により数値が不安定になります。
・指の浮腫、爪の肥厚、マニキュアの塗布、強い外光の混入があると SpO_2 に誤差が生じる可能性があります。

・経皮的に動脈血酸素飽和度を連続的に測定する機器。
・指先・耳たぶに装着する。
・末梢循環不全があり、指先や耳たぶで測定が困難な場合は、額に装着し測定することもできる。

【酸素解離曲線】
SpO_2 は SaO_2（動脈血酸素飽和度）とほぼ同じ数値で代わりになると考えてよい。SaO_2 と、PaO_2（動脈血酸素分圧）の関係を示すのが S 字曲線を描く酸素解離曲線で、PaO_2 が 60Torr 以下で SaO_2 が 90% 以下になると曲線が急降下する!!!

▶カプノメーター

呼気終末二酸化炭素濃度（$EtCO_2$）の値と要因

※人工呼吸器回路の間にセンサーを装着しモニタリングする

35mmHg未満	肺胞過換気・頻呼吸・回路への空気の混入
35~45mmHg	正常範囲内
45mmHg以上	肺胞低換気・呼気の再吸入・閉塞性肺疾患

・カプノメーターは、呼気中の二酸化炭素濃度を非侵襲的に連続的に測定する機器です。
・二酸化炭素濃度は呼気の終わりに最も高くなり、その値を呼気終末二酸化炭素濃度（$EtCO_2$）といいます。
・気道・肺に異常がなければ、$EtCO_2$ は肺胞の二酸化炭素濃度とほぼ同じ値になります。
・$PaCO_2$（動脈血二酸化炭素分圧）は $EtCO_2$ より 3 〜 5 mmHg 低い値になります。

※機器の種類、皮膚の状態、装着状態によって測定結果に差が出る。
※ベッドサイドのモニターで表示されている場合は SpO_2 の波形も参考に！

12　人工呼吸器を装着している患者の観察

血液ガス分析

　血液ガスとは、血液中に含まれる酸素や二酸化炭素のことで、濃度や pH（水素イオン指数）などを測定して異常の有無を確認します。血ガス値は、動脈血の酸素化・換気・酸塩基平衡の状態を示します。

＝生命に必要不可欠な生理現象を表す情報！！

【血液ガスの正常値】

測定項目	正常値	低下	上昇
PaO₂	80〜100Torr	低酸素、ガス交換能の低下	高濃度酸素投与、ガス交換能の改善
PaCO₂	35〜45Torr	過換気・呼吸性アルカローシス	低換気・呼吸性アシドーシス
SaO₂、SpO₂	95%以上が目安	低酸素、ガス交換能の低下	高濃度酸素投与、ガス交換能の改善
pH	7.35〜7.45	アシデミア	アルカレミア
HCO₃⁻（重炭酸イオン）	22〜26mEq/L	代謝性アシドーシス	代謝性アルカローシス
BE（過剰塩基）	0±2mEq/L		
AG（アニオンギャップ）	12±2mEq/L		

$PaCO_2$
＝呼吸性因子
（肺で排出）。
HCO_3^- の濃度や
pH に影響する。

HCO_3^-
＝代謝性因子
（腎臓で産生）

BE
＝代謝性因子の
指標で、HCO_3^-
の増減をみている。
マイナスなら、
代謝性アシドーシ
スが考えられる。

【酸塩基平衡の代償反応】

	一次変化	代償性変化	原因
呼吸性アシドーシス	低換気 PaCO₂が↑上昇 pHが↓低下	HCO₃⁻が↑上昇	過鎮静・深鎮静、気道異物、気管支喘息、COPD、呼吸筋麻痺、薬物中毒、ARDSなど
呼吸性アルカローシス	過換気 PaCO₂が↓低下 pHが↑上昇	HCO₃⁻が↓低下	過換気症候群、高熱、人工呼吸管理、脳炎、肝硬変、妊娠など
代謝性アシドーシス	HCO₃⁻が↓低下 pHが↓低下	PaCO₂が↓低下	糖尿病、腎不全、下痢、糖尿病性ケトアシドーシス、乳酸アシドーシス
代謝性アルカローシス	HCO₃⁻が↑上昇 pHが↑上昇	PaCO₂が↑上昇	嘔吐、低カリウム血症、利尿薬など

血液ガス分析は動脈血で行う！！

動脈からの穿刺採血は医師または特定行為研修を修了した看護師が行う（橈骨動脈・上腕動脈・大腿動脈などで採血）。人工呼吸器装着中の急性期患者の場合は、動脈ラインが留置されていることが多く、そこから医師や看護師が採血をする。pH、HCO_3^- は静脈血ガスでも動脈血ガスでも評価可能。

胸部 X 線写真

・気管チューブの留置位置や気道・肺の異常などを観察します。

・肺野は空気が多く含まれているので黒く映ります。

・空気＞肺＞水＞肝臓、心臓など＞骨の順で黒く映ります。

・骨や造影剤、気管チューブやカテーテル類、体液を含む臓器や血管、筋肉などは白く映ります。

▶肺の異常を観察

・肺炎・無気肺・肺水腫・胸水・気胸などの疑いがないかを確認します。

・無気肺・肺炎、つまり肺胞がしぼんだり炎症を起こしていると、肺はまっ白に映ります。

・肺が通常より白く縮んで見え、周囲に空気が黒く映っている場合、気胸が疑われます。

▶気管チューブの位置を確認

・気管チューブの先端が気管分岐部より上に位置していること、片肺挿管になっていないかを確認します。

チューブの深さは（口角の場合）、
男性：22 〜 24 cm、女性：20 〜 22 cm

★胸部 X 線写真で先端位置が気管分岐部から 2 〜 4 cm 上であるか確認！（体位によって見えかたが若干ちがうので注意）
★デバイス類（中心静脈カテーテルや胃管チューブなど）の先端位置も確認！

※胸部 X 線写真撮影後、当日と前日の画像を比較する。

解剖学的要因から片肺挿管の場合は、ほとんどが右主気管支へ挿入しやすい。
片肺挿管となると、右肺は過膨張、左含気の低下がみられる。
胸部の左右差を認める。

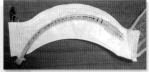

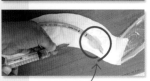

気管チューブは
患者さんの性別・
体格により、
医師が選択。

ここがカフ。
使用前に、パイロットバルーンから注射器で空気を送り込んでカフを膨らませる。

13章　気道管理

カフ圧の管理

▶「カフ」「カフ圧」とは何か?

- カフとは、気管チューブの先についている風船状のもので、膨らんで気管に密着することで、気管とチューブの間を埋めます。
- それにより、人工呼吸器から吸気を送り込む際にカフから下の気道からエアが戻ってきてしまうことを避け、換気量・吸気圧を保つことができます。
- また、口腔内など上気道の分泌物や、口腔内に逆流した胃の内容物などが、肺に流れ込むことを防ぎ、人工呼吸器関連肺炎（VAP）や誤嚥を予防することができます。

▶手動カフ圧計の管理

- カフ圧は、カフ漏れが起こらない最低の圧で調整します。
- カフ圧測定前には、必ずカフ上吸引を行います（唾液や分泌物などのたれ込み防止のためです）。
- チューブが痰などで汚染または劣化している場合は交換します。
- ほかの患者に使用する場合は、アルコールで消毒します。
  除菌クロスで拭く

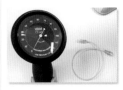

手動のカフ圧計

カフ圧が高いと、気道粘膜が損傷する。カフ圧が低いと、空気漏れ、痰、誤嚥につながる。
（口腔内の唾液がたれ流し状態に）

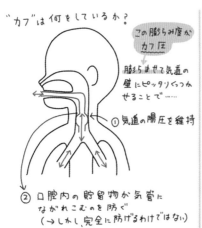

"カフ"は何をしているか?

この膨らみ度がカフ圧

膨らますて気道の壁にピッタリくっつかせることで……

① 気道の陽圧を維持

② 口腔内の貯留物が気管にながれこむのを防ぐ
（→しかし、完全に防げるわけではない）

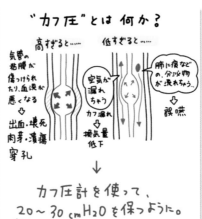

"カフ圧"とは何か?

高すぎると……　低すぎると……

気管の粘膜が傷つけられたり、血流が悪くなる
↓
出血・壊死
肉芽・潰瘍
穿孔

空気が漏れちゃう
↓
カフ漏れ
↓
換気量低下

肺に痰などの分泌物が流れちゃう…
↓
誤嚥

↓

カフ圧計を使って、
20～30 cmH$_2$Oを保とう。

延長チューブは、短くて
容量の少ないものに。

【手動カフ圧計の使用の手順1】

①カフ圧計に延長チューブを
しっかり差し込みます。

②チューブの先端と気管チュー
ブのパイロットバルブをしっ
かり奥まで差し込みます。

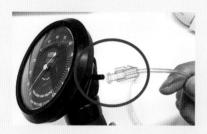

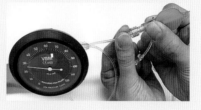

カフ圧は着脱時
に2〜3cmH₂O
下がるので、何
度も差し込まない
ように!!

③カフ圧を40〜60cmH₂O程度まで上げます。

40〜60cmH₂O

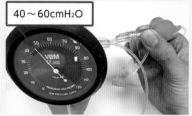

この部分を押すと
カフ圧が上昇する

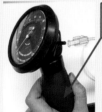

※カフにシワができ
ていると、そのシ
ワをつたってカフ
上の痰がたれ込
みやすい。

→カフ圧を一時的に上げるこ
とでカフにできているシワをな
くし、たれ込みを予防する。

④左にある赤いボタンで適正圧
（カフ漏れが起こらない最低
の圧）に調整します。

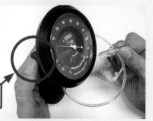

適正圧に調整

⑤カフ圧は着脱時に2〜3cmH₂O低下するといわれているため、
その分を高めに調整してパイロットバルブを外します。

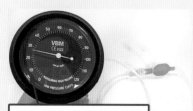

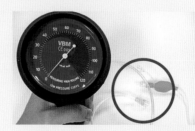

着脱で下がる分だけ高めに調整

手動では、
圧の微調整が
難しい。
（高くなりすぎ
たり足らなかっ
たりする）

13
気道管理

【手動カフ圧計の使用の手順2】

（※手順1が困難な場合）

①カフ圧計に延長チューブ（短くて容量の少ないもの）と三方活栓・10mLのシリンジを接続し、ゆるみがないことを確認します。

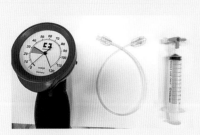 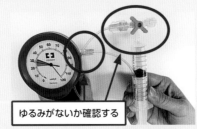

ゆるみがないか確認する

②30cmH$_2$O程度になるまでカフ圧計の目盛を見ながら、シリンジで空気を入れて三方活栓をロックします（カフ圧の目盛が下がらないのが正しいです）。

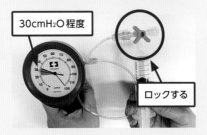

30cmH$_2$O程度

ロックする

カフ圧の目盛が下がるときは、接続部のどこかにゆるみがあるため、確認。

③三方活栓の側管にパイロットバルブを接続します（パイロットバルブと三方活栓の接続はしっかり奥まで差し込むよう注意します）※。

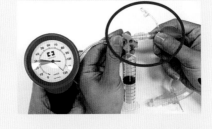

④三方活栓を開放しながらシリンジで空気を入れ、カフ圧を40〜60cmH$_2$O程度まで上げます。

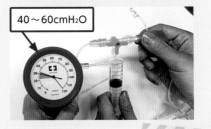

40〜60cmH$_2$O

※カフにシワができていると、そのシワをつたってカフ上の痰がたれ込みやすい。

※製品によって状況が異なり、
組み合わせによっては破損等の可能性もあるため、
使用メーカーのマニュアルもご参照ください。

→カフ圧を一時的に上げることでカフにできているシワをなくし、たれ込みを予防する。

⑤カフ圧計を見ながらシリンジで空気を微調整し、適正圧（カフ漏れが起こらない最低の圧）に調整します。

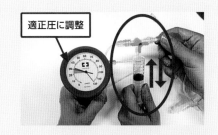

適正圧に調整

⑥カフ圧は着脱時に2〜3cmH$_2$O低下するといわれているため、その分を高めに調整して三方活栓の患者側を閉じパイロットバルブを外します。

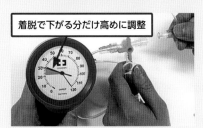

着脱で下がる分だけ高めに調整

自動カフ圧計の使用方法

カフ内圧の制御・調整・自動維持を行い、カフ内圧に起因する気管損傷や微少誤嚥のリスクを低減することができます。

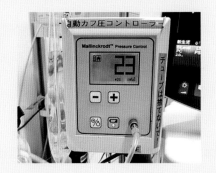

［使用方法］
①電源アダプタを接続して電源を入れカフ圧を設定します。
②チューブはパイロットバルブに接続します。

気管吸引の管理

▶目的と適応

・人工呼吸器装着患者では、気道の浄化作用が低下しているので、気道分泌物を吸引排除し、気道閉塞を予防し換気を改善します。

・気管吸引は、中枢側の主気管支の痰しか除去できません。それより先の部位に痰がある場合には、加湿や体液管理、体位ドレナージなどの排痰援助を選択することが必要です。

・不必要な吸引を繰り返すことは、患者に苦痛を与えるだけでなく、無気肺などの合併症の原因となるため避けます。

▶気管吸引実施のタイミング

> ・上気道に分泌物の存在を示すと考えられる副雑音聴取（いびき音、水泡音）
> ・SpO_2、PaO_2 の低下
> ・気道内圧の上昇
>
> ・換気量の低下
> ・バッキングなどの出現
> ・フローボリューム曲線、フロー曲線の変化（フロー：流量）

▶開放式気管吸引と閉鎖式気管吸引の違い

【開放式気管吸引】

・呼吸回路を開放すると、肺胞レベルでも虚脱・再膨張が繰り返されることで肺損傷が起こる可能性があります。

【閉鎖式気管吸引】

・人工呼吸管理を行っている場合も接続したまま行えるため、肺虚脱、低酸素血症を予防できます。また、機能的残気量を維持できます。

・感染経路を遮断し、交差感染を予防します。

・感染性の分泌物を外部にまき散らさず吸引できます。

・呼吸状態が悪く感染リスクの高い患者に使用すると効果的です。

→吸引後、
痰がとれたのか、
聴診で評価する。

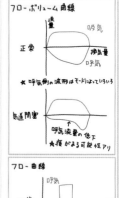

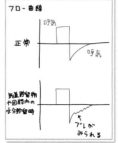

開放式	閉鎖式
人工呼吸を中止しないとできない！＝回路を一時的に外す → FiO_2 低下 /PEEP 解除 /SpO_2 低下 / 低酸素血症 など合併症のリスク / 院内感染のリスク	人工呼吸を中止しなくてもできる！＝回路を外さずにできる → FiO_2 安定 /PEEP 維持 /SpO_2 安定 / 低酸素血症 など合併症の予防につながる / 院内感染のリスク低下
看護スタッフが 2 人以上必要、物品もたくさんいる！	1 人でもできる！ 物品は少なくて OK！

・"気管切開用"と"気管挿管用"が
あるため、用意の際は注意する！
・サイズは、気管チューブの内径の2分
の1を超えないものがよい。
・"曜日ステッカー"は、交換した曜日を
貼付する。

▶閉鎖式気管吸引の手順

［必要物品］

・吸引装置一式（吸引器、吸引瓶、吸引管）

・閉鎖式吸引セット（トラックケアー）

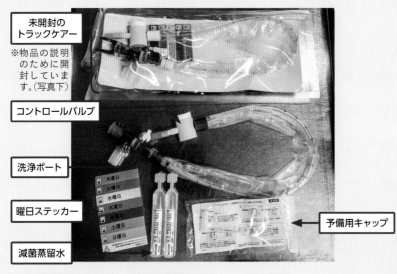

未開封の トラックケアー
※物品の説明
のために開
封しています。(写真下)

コントロールバルブ

洗浄ポート

曜日ステッカー

減菌蒸留水

予備用キャップ

・予備用キャップ　・減菌蒸留水

・手袋　・アイシールド　・マスク　・エプロン　・聴診器

［気管内吸引の準備］

①患者に吸引を行う必要性を説明します。

②衛生的手洗い後、手袋・アイシールド・マスク・エプロンを装着
します。

③口腔内に分泌物の貯留がある場合は、事前に吸引します。

④カフ上の吸引を行います。

◎気道への流れ込みを防ぐために、最初に口腔内を吸引する。

◎気管チューブのカフ上部に溜まった気道分泌物が気管内に
流れ込むのを防ぐため、カフ上を吸引する。

　・カフ上の吸引は数秒で！

　・シリンジを使ってもOK

◎患者さんがバッキングした痰が気管チューブのところまで上がっ
ていることが明確な場合は、先に気管チューブ内の吸引を行っ
てもよい（吸引圧をかけて挿入する）。

13
気道管理

[トラックケアー交換時の注意点] ※トラックケアーは72時間ごとに交換する。

①安全に交換するため、看護師2人で行います。（点線部分を外し、新しいものと交換します）

②予備キャップを取り付け、交換した日の曜日ステッカーをコントロールバルブの裏側に貼ります。

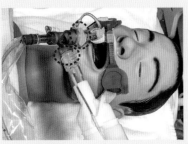

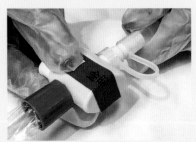

③白いボタンを180°回転させ、コントロールバルブをロックします。

④接続部に、ゆるみがないかを確認する。

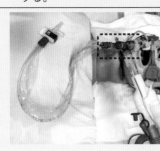

開封時の
コントロール
バルブは
ロックされて
いない！

[操作方法]

①キャップを外し、トラックケアー本体と吸引チューブを接続する。

②コントロールバルブのロックを解除します。

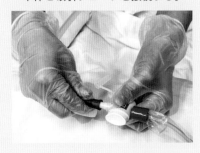

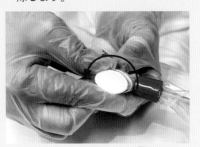

★施行前に、
必ず吸引圧を
確認！
※粘膜損傷を
招くため、
吸引圧は
"20kPa
(150mmHg)"
にする。

③片手で気管チューブとトラックケアー本体を持ち、もう一方の手でカテーテルを挿入します。

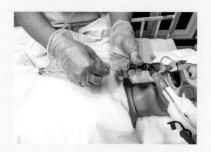

④片手で気管チューブを固定して必要な深さまで挿入したら、コントロールバルブを押しながらカテーテルを引いていきます。

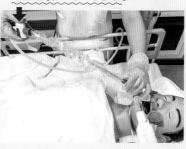

←吸引時間は
10秒以内！

⑤黒いマーカーを確認することができたら、カテーテルを引くことを止めます。

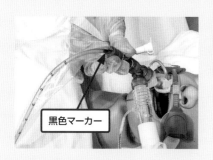

黒色マーカー

⑥吸引が終わったら洗浄ポートに滅菌蒸留水を取り付け、コントロールバルブを押しながら蒸留水を注入してカテーテルを洗浄します。

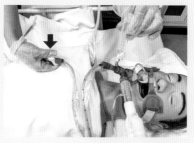

★吸引後、
呼吸音を聴取する。
→p.86

※吸引の前後のバイタルサインや呼吸音の変化を観察する。

⑦洗浄終了後、コントロールバルブをロックします。

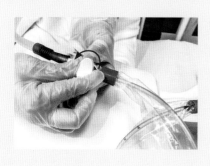

⑧トラックケアー本体と吸引チューブを外し、キャップを取り付けます。

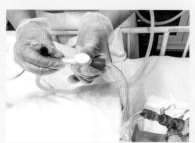

14章　人工呼吸器管理下のケア

口腔ケア

▶口腔ケアの目的

　人工呼吸器装着患者の口腔ケアは、人工呼吸器関連肺炎（VAP）の予防を主な目的とします。

　人工呼吸器管理下では、口腔内の自浄作用が低下しています。咀嚼や嚥下をしないため唾液の分泌量も減少し、口腔内も乾燥しやすくなります。また、気管チューブの機械的刺激により、口腔内は傷つきやすい状態です。循環不良があれば浮腫を生じ、粘膜も脆弱になります。

　感染を予防するために、口腔内環境を整えることは大切です。

口腔内の評価方法：【COACH スコア】口腔アセスメントチャート

	○　問題なし 現状のケア方法を継続	△　要注意 改善がなければ専門職へのアセスメントの依頼を検討	×　問題あり 治療・専門的介入が必要
開口	ケア時に容易に開口する	開口には応じないが、徒手的に2横指程度開口可	くいしばりや顎関節拘縮のため開口量が1横指以下
口臭	なし	口腔に近づくと口臭を感じる	室内に口臭由来の臭いを感じる
流涎	なし	嚥下反射の低下を疑うが流涎なし	あり（嚥下反射の低下による）
口腔内乾燥度・唾液	手指での粘膜の触診で抵抗なく滑る。唾液あり	摩擦抵抗が少し増すが粘膜にくっつきそうにはならない。唾液が少なくネバネバ	明らかに抵抗が増して粘膜にくっつきそうになる。唾液が少なくカラカラ
歯・義歯	きれいで歯垢・食物残渣なし 動揺する歯がない	部分的に歯垢や食物残渣がある。動揺歯があるがケアの妨げにならない程度	歯垢や歯石が多量に付着抜けそうな歯がある
粘膜	ピンクで潤いがある汚染なし	乾燥・発赤など色調の変化あり	自然出血・潰瘍・カンジダを認める 気道分泌物、剥離上皮・凝血塊などが目立って強固に付着
舌	適度な糸状乳頭がある	糸状乳頭の延長（舌苔）消失（平滑舌）	
口唇	平滑（亀裂なし）	亀裂あり、口角炎	
歯肉	引き締まっている	腫脹、ブラッシング時に出血	

（岸本裕充. COACH〈Clinical Oral Assessment Chart〉. 岸本裕充編. 口腔アセスメントカード. 東京, 学研メディカル秀潤社, 2013, p2 より転載）

▶口腔ケアに必要な物品

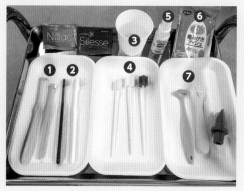

❶シングルタフトブラシ ←――――
❷歯ブラシ
❸コップ
❹口腔ケアスポンジ
❺口腔ケア用ジェル
❻口腔ケア用ティッシュ
❼舌ブラシ ←――――

孤立歯や奥歯を
磨きやすい。
開口量が少ない方
のケアにもよい！

やわらかめ〜普通
ヘッドがコンパクトな
ものが使いやすい！

※口腔ケアは、テープ交換時に
　行うことが多く、その場合、
　リムーバーや、皮膚被膜剤、
　バイトブロックも用意します

【口腔ケアスポンジ使用時のポイント】

・スポンジブラシは1日に1本交換する。（日勤で交換する）
　スポンジの汚染が著明なときも交換する。
・使用後はきれいに水洗いをして上向きにして乾燥させる。
　（コップの中に下向きに入れていると乾燥せず菌が繁殖する）
・クルクル回しながら、口腔内の汚れを奥から手前にやさしく絡めとる。
・ケア中にスポンジの部分が取れることがあるのでやさしく使用する。

★汚染物の回収方法★

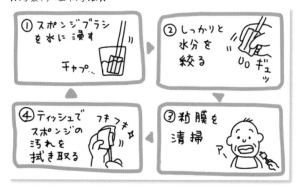

① スポンジブラシ
　を水に浸す
　チャプ…

② しっかりと
　水分を
　絞る
　ギュッ

③ 粘膜を
　清掃
　ア、

④ ティッシュで
　スポンジの
　汚れを
　拭き取る
　フキフキ

口腔ケアでVAPを予防！

VAP（ventilator-associated pneumonia：人工呼吸器関連肺炎）は、「人工呼吸開始48時間以後に新たに生じた肺炎」と定義されています。

VAPは気管チューブの内側と外側から起こると考えられています。菌の増殖を抑制するため口腔内の清拭、ブラッシング、舌のケア、汚れの回収、保湿を行うことが重要です。

VAPバンドル

日本集中治療医学会の提唱する「VAPバンドル」があります。

複数の予防策をひとまとめ（バンドル）にして適用することが、予防に有用とされていています。それぞれの施設の状況に応じて、バンドルを適用することが大切です。

こまめに
口腔内の状態を
観察する！

VAPバンドル（日本集中治療医学会）
①手指衛生を確実に実施する。
②人工呼吸器回路を頻繁に交換しない。
③適切な鎮静・鎮痛を図る。特に過鎮静を避ける。
④人工呼吸器からの離脱ができるかどうか毎日評価する。
⑤人工呼吸器中の患者を仰臥位で管理しない。

→手指衛生は、すべてに共通した
　基本的・重要な院内感染予防対策！

→RASS（p.109）などの
　スコアリング方法を用いる。

→SBT（p.17）を行う！

→体位管理（p.106）を行う！

▶口腔ケアの手順（介助が必要な場合）

①手指消毒と標準予防策（手袋・エプロン・ゴーグル）を行います。

②口腔ケア前に、指やスポンジを使用し口唇や粘膜に保湿剤を薄く塗布します。

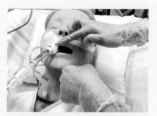

口唇や粘膜に保湿剤を塗布

③歯ブラシでしっかり歯垢を擦り落とします。

・誤嚥する可能性がある患者の場合、歯ブラシの水気をしっかり取ってから使用します。

・小刻みにブラッシングします。

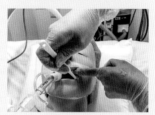

歯ブラシで歯垢を除去

④汚染物の回収をしっかり行います。

・口腔ケアスポンジの水気を取り、奥から手前に汚染物を回収します。

・口腔ケアスポンジをクルクル回して、汚れを絡め取ります。

・清拭のタオルやティッシュで口腔ケアスポンジの汚れを拭き取ります。

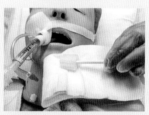

歯ブラシ後の口腔内の汚れは、口腔ケアスポンジで取り除く。その際スポンジの汚れをタオルなどで拭き取りながら行う

・きれいにした口腔ケアスポンジで、再度、口腔内の汚染物を回収します。

⑤口腔ケア終了後に、保湿剤を薄く塗布します。

・保湿剤を何度も塗布し続けると口腔内で塊となります（咽頭周辺）。

・保湿剤は塗布して、しばらくしたらスポンジを使用して拭き取ります。

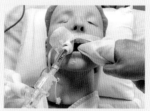

口腔内はケア用のティッシュで清拭してもよい

手の甲に保湿剤をつけて、なじませてから口唇に塗る。

体位の管理

▶体位管理の目的

・同じ体位をとり続けることでの一定部位の圧迫、うっ血などの循環障害の軽減・褥瘡予防。

・換気血流不均等の改善、下側肺障害の予防・改善、VAP（人工呼吸器関連肺炎）の予防。

・患者の安楽、気分転換、離床への援助。

▶体位変換が禁忌の場合　→エアーマットを押して除圧する

呼吸	活動性喀血、大量の胸水、気管支胸腔瘻、肋骨骨折（フレイルチェストの有無にかかわらず）
頭	頭部外傷で固定する以前の状態、頭蓋内圧（ICP）20mmHg以上
脊椎	術直後の脊椎外科手術or急性脊椎症
循環	血行動態が不安定な状況（出血や循環不全の伴う低心拍出症候群〈LOS〉の状態）、うっ血性心不全に関連した肺水腫
精神面	体位変換に耐えられない高齢者、精神錯乱者、精神不安の強い人
その他	外科的損傷あるいは治癒過程の組織

仰臥位 で管理しない！
→胃内容物が口腔内に逆流し、気管チューブからたれ込み VAP になることもある。

右側臥位 ではココに注意！
→肺・心臓の重量が加わり、静脈還流量が低下して血圧が低下することがある。

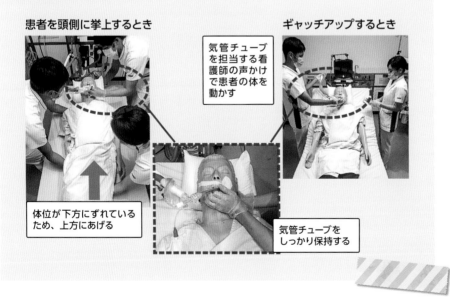

患者を頭側に挙上するとき

ギャッチアップするとき

気管チューブを担当する看護師の声かけで患者の体を動かす

体位が下方にずれているため、上方にあげる

気管チューブをしっかり保持する

看護師3人の役割を明確にする！
1 挿管チューブを持ち、声かけをする看護師。
2 上半身を保持する看護師。
3 下半身を保持する看護師。
　※点滴やデバイス類の確認を行う。

右側臥位にするときの手順

① ベッドの真ん中にいる患者を左側
　に寄せる：看護師3人で行う

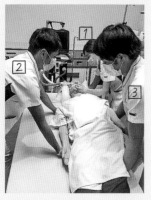

② 気管チューブを持って、
　首の位置（向き）を変える

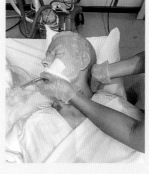

このレバーで、
アームをゆるめたり
固定したりできる。

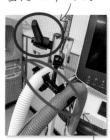

アーム

③ 患者を右側臥位にして、
　背部にクッションを入れる

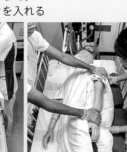

④ ギャッチアップする
　※必ず挿管チューブを保持

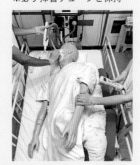

↓

回路をつけやすい
位置に、この角度
を調整する。

↓

⑤ アームを使用し、固定

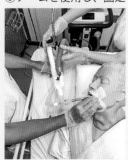

側臥位の完成

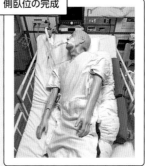

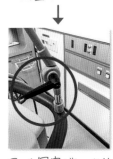

アーム固定がしっかり
できているか確認する。

※ 人工呼吸器本体のロックがかかっているか安全確認する

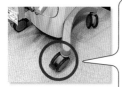

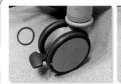
ロックがかかっている

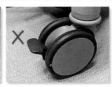
ロックがかかっていない

鎮静の有無にかかわらず、
身体的・精神的ストレスは強い！

精神的ケア

▶せん妄や精神的ストレスの原因

・患者のおかれる現状：人工呼吸器管理下 —— 声が出ない、痛みなど

・呼吸不全に伴う身体症状

・体動制限 ——————————— 抑制帯で手を自由に
　　　　　　　　　　　　　　　　　　　　動かすことができない

・安静臥床に伴う身体的苦痛

・不眠

・人工呼吸器やモニター類のアラーム音

・特殊な環境下であることや死に対する不安

・呼吸不全に伴う低酸素状態

▶せん妄や精神的ストレスの症状と観察項目

☑休息状況の確認

☑表情や言動の変化

☑身体症状の有無と程度

☑全身状態の変化（循環・呼吸状態の変化）

☑採血データ（貧血や PaO_2、$PaCO_2$ の状況など）

☑鎮静は適正か

▶せん妄や精神的ストレスに対する看護のポイント

・声かけやタッチングを積極的に行います。

・ケアや検査など、処置をするときは十分に説明を行います。

・現状の看護情報を提供します。

・カレンダーや時計を設置します。

・日光が当たる部屋へ移します。

・鎮静下の患者の場合、スケールを活用し、評価します。

・家族にも面会してもらい、声かけやタッチングを行ってもらいます。

RASS、SAS、BPS、
CPOT など。
次ページに。

※家族もショックを受けていることが多いので、家族の心理面の
　フォローを行い、家族が患者さんの支えとなるように支援する。

RASS（Richmond agitation-sedation scale）

スコア	用 語	説 明
+4	闘争的	明らかに闘争的であるか、暴力的である。スタッフへの危険が差し迫っている。
+3	強い不穏	チューブまたはカテーテルを引っ張ったり抜いたりする。または、スタッフに対して攻撃的な行動がみられる。
+2	不 穏	頻繁に目的のない動きがみられる。または、人工呼吸器との同調が困難である。
+1	落ち着きがない	不安、あるいは心配そうであるが、動きは攻撃的であったり、激しく動くわけではない。
0	意識が清明で穏やか	
−1	傾 眠	完全に清明ではないが、声に対し持続的に開眼し、アイコンタクトがある（10秒を超える）。
−2	浅い鎮静	声に対し短時間開眼し、アイコンタクトがある（10秒未満）。
−3	中程度鎮静	声に対してなんらかの動きがある（しかし、アイコンタクトはない）。
−4	深い鎮静	声に対して動きはみられないが、身体刺激で動きがみられる。
−5	覚醒せず	声でも身体刺激でも反応はみられない。

日本呼吸療法医学会人工呼吸中の鎮静ガイドライン作成委員会. 人工呼吸中の鎮静のためのガイドライン. 人工呼吸. 24(2), 2007, 146-147 より転載

〔使い方〕
ステップ1：
30秒間、患者を観察する。これ（視診のみ）によりスコア0〜+4を判定する。

ステップ2：
1）大声で名前を呼ぶか、開眼するように言う。
2）10秒以上アイコンタクトができなければ繰り返す。以上2項目（呼びかけ刺激）によりスコア−1〜−3を判定する。
3）動きが見られなければ、肩を揺するか、胸骨を摩擦する。これ（身体刺激）によりスコア−4、−5を判定する。

SAS（sedation-agitation scale）

スコア	用 語	説 明
7	危険な不穏	気管チューブを引っ張る、カテーテルを抜こうとする、ベッド柵に上る、スタッフを叩く、転げまわる。
6	高度な不穏	何度もの言葉による静止にかかわらず穏やかでない。抑制帯が必要であり、気管チューブを噛む。
5	不 穏	不安、軽い不穏がある。座ろうとする。言葉で静止すると穏やかになる。
4	穏やか/協力的	容易に覚醒し、言葉による指示に従う。
3	鎮 静	覚醒が困難な状況。声をかけるか軽くゆすると覚醒するが、すぐに眠ってしまう。簡単な従命動作は行える。
2	過剰鎮静	身体への刺激で覚醒するが、コミュニケーションが取れない。従命動作は行えない。
1	覚醒せず	痛み刺激に対してもほとんど、もしくは、まったく反応がない。コミュニケーションが取れず、従命動作は行えない。

Kress JP et al. Sedation in the mechanically ventilated patient. Crit Care Med. 34(10), 2006, 2541-6 より作成

14 人工呼吸器管理下のケア

BPS（Behavioral pain scale）

項目	説明	スコア
表情	穏やかな	1
	一部硬い（たとえば、眉が下がっている）	2
	全く硬い（たとえば、まぶたを閉じている）	3
	しかめ面	4
上肢	全く動かない	1
	一部曲げている	2
	指を曲げて完全に曲げている	3
	ずっと引っ込めている	4
呼吸器との同調性	同調している	1
	時に咳嗽，大部分は呼吸器に同調している	2
	呼吸器とファイティング	3
	呼吸器の調整がきかない	4

日本集中治療医学会 J-PAD ガイドライン作成委員会．日本版・集中治療室における成人重症患者に対する痛み・不穏・せん妄管理のための臨床ガイドライン．日本集中治療医学会誌．21(5), 2014, 542-544 より転載

CPOT（Critical-Care Pain Observation Tool）

指標	状態	説明	点
表情	筋の緊張が全くない	リラックスした状態	0
	しかめ面・眉が下がる・眼球の固定、まぶたや口角の筋肉が萎縮する	緊張状態	1
	上記の顔の動きと眼をぎゅっとするに加え固く閉じる	顔をゆがめている状態	2
身体運動	全く動かない（必ずしも無痛を意味していない）	動きの欠如	0
	緩慢かつ慎重な運動・疼痛部位を触ったりさすったりする動作・体動時注意をはらう	保護	1
	チューブを引っ張る・起き上がろうとする・手足を動かす/ばたつく・指示に従わない・医療スタッフを叩く・ベッドから出ようとする	落ち着かない状態	2
筋緊張 （上肢の他動的屈曲と伸展による評価）	他動運動に対する抵抗がない	リラックスした	0
	他動運動に対する抵抗がある	緊張状態・硬直状態	1
	他動運動に対する強い抵抗があり、最後まで行うことができない	極度の緊張状態あるいは硬直状態	2
人工呼吸器の順応性 （挿管患者）	アラームの作動がなく、人工呼吸器と同調した状態	人工呼吸器または運動に許容している	0
	アラームが自然に止まる	咳きこむが許容している	1
または	非同調性：人工呼吸の妨げ、頻回にアラームが作動する	人工呼吸器に抵抗している	2
発声 （抜管された患者）	普通の調子で話すか、無音	普通の声で話すか、無音	0
	ため息・うめき声	ため息・うめき声	1
	泣き叫ぶ・すすり泣く	泣き叫ぶ・すすり泣く	2

日本集中治療医学会 J-PAD ガイドライン作成委員会．日本版・集中治療室における成人重症患者に対する痛み・不穏・せん妄管理のための臨床ガイドライン．日本集中治療医学会誌．21(5), 2014, 542-544. より転載

事故抜管しやすい場面と対応

　気管チューブは、チューブのなかで最も患者に苦痛を与え、チューブトラブルの危険性も高いです。気管チューブの抜去は患者の生命の危機に直結します。

▶抜去が発生しやすいとき
　移動時（部屋移動、〈CT、MRI など〉検査時のベッドから処置台への移動）／体位変換時（胸部 X 線撮影、清拭など処置時含む）／リハビリ時／固定用テープが剥がれかけているとき／鎮静中止、ウィーニングを開始時／不穏、せん妄

▶抜去予防のために
・患者に状況を説明します。
・適切な鎮痛を行いチューブによる不快を除きます。
・せん妄対策を行います。
・チューブや回路などが患者の手に届かないようにします（必要であれば最小限の身体抑制を考慮します）。
・気管チューブを管理する担当者を決めます。
・口腔ケアやテープの巻き直しの前にチューブの深さを確認します。
・バイトブロック使用時は、バイトブロックを吐き出す可能性があるため、チューブと一緒に固定しないようにします。←直接気管チューブに巻き付けるタイプを除く

▶抜去が発生したときのために
・用手換気用具（バッグバルブマスク）を準備します。
・救急カート内に必要な気管チューブがあるか確認します。

▶抜去を発見した場合の対応
・周囲のスタッフに声をかけて人員を確保し、医師に報告します。
・同時に、用手換気用具（バッグバルブマスク）での酸素投与および換気を行います。
・バイタルを確認の上、救急カートを準備し再挿管の準備を行います。
・再挿管が完了するまで用手換気を継続します。
・必要に応じて口腔内喀痰吸引を行います。

引用・参考文献

【1章 人工呼吸療法とは】

1) 大阪府立呼吸器・アレルギー医療センター. はじめての人工呼吸器パワーアップ版. 大阪, メディカ出版, 2016, 8-11.
2) 自治医科大学附属さいたま医療センター RST. これならわかる！人工呼吸器の使い方. 東京, ナツメ社, 2018, 17-9.
3) 医療情報科学研究所. 病気がみえる vol.4 呼吸器. 第1版. 東京, メディックメディア, 2008, 40-41. 44-45.
4) 日本クリティカルケア看護学会監. 人工呼吸器離脱のための標準テキスト. 東京, 学研メディカル秀潤社, 2015, 12-4. 18-24. 57-61.
5) 濱本実也ほか. 先輩ナースが伝授 みえる 身につく 好きになる アセスメントの「ミカタ」. 大阪, メディカ出版, 2011, 13-44.
6) 道又元裕ほか. クリティカルケア実践の根拠. 東京, 照林社, 2012, 36-49. 54-8.
7) 特集 人工呼吸患者のアセスメント. 重症集中ケア. 2017 (6, 7), 2017, 2-4. 26-31.

【2章 開始基準と離脱基準】

1) 日本集中治療医学会, 日本呼吸療法医学会, 日本クリティカルケア看護学会. 人工呼吸器離脱に関する3学会合同プロトコル. 2015, 1-13
2) 大阪府立呼吸器・アレルギー医療センター. はじめての人工呼吸器パワーアップ版. 大阪, メディカ出版, 2019, 10.
3) 自治医科大学附属さいたま医療センター RST. これならわかる！人工呼吸器の使い方. 東京, ナツメ社, 2018, 193-200.
4) 日本クリティカルケア看護学会監. 人工呼吸器離脱のための標準テキスト. 東京, 学研メディカル秀潤社, 2015, 30-7. 18-23. 172-95.
5) 道又元裕ほか. クリティカルケア実践の根拠. 東京, 照林社, 2012, 66-7.
6) 特集 ウィーニングの最新動向. 重症集中ケア. 15(1), 2016, 3-7.

【3章 人工呼吸器のしくみ】

1) 日本クリティカルケア看護学会監. 人工呼吸器離脱のための標準テキスト. 東京, 学研メディカル秀潤社, 2015, 42-6.

【4章 気管挿管の手順】

1) 道又元裕ほか. クリティカルケア実践の根拠. 東京, 照林社, 2012, 54-8.
2) 大阪府立呼吸器・アレルギー医療センター. はじめての人工呼吸器パワーアップ版. 大阪, メディカ出版, 2016, 12-17.
3) ACLS 大阪ワーキング. 二次救命処置コースガイド. 大阪, 一心社, 2012, 27-40.
4) 竹尾惠子監. 看護技術プラクティス. 第3版. 東京, 学研メディカル秀潤社, 2015, 602.
5) 清水敬樹. ICU 実践ハンドブック. 東京, 羊土社, 2009, 597.

【5章 人工呼吸療法開始の手順】

1) 日本クリティカルケア看護学会監. 人工呼吸器離脱のための標準テキスト. 東京, 学研メディカル秀潤社, 2015, 111-6.
2) 大阪府立呼吸器・アレルギー医療センター. はじめての人工呼吸器パワーアップ版. 大阪, メディカ出版, 2016, 18-21.
3) 石井はるみ. はじめての ICU 看護. 第1版. 大阪, メディカ出版, 2015, 136.
4) 竹尾惠子監. Latest 看護技術プラクティス. 初版, 東京, 学研メディカル秀潤社, 2003, 481.
5) 大阪府立呼吸器・アレルギー医療センター. はじめての人工呼吸器パワーアップ版. 大阪, メディカ出版, 2016, 64.

6) 岡元和文. 人工呼吸器と集中ケア Q&A. 第2版，東京，総合医学社，2014，105-306.

7) HME ブースター製品情報.（株）トータルメディカルサプライ.

【6章 設定画面とグラフィックの基本の見方】

1) コヴィディエンジャパン株式会社 RMS 事業部編. PURITAN BENNETT GRAPHIC APPLICATION GUIDE.

2) 日本クリティカルケア看護学会監. 人工呼吸器離脱のための標準テキスト. 東京，学研メディカル秀潤社，2015，52-6.

3) 大阪府立呼吸器・アレルギー医療センター. はじめての人工呼吸器パワーアップ版. 大阪，メディカ出版，2016，22-36.

【7章 換気様式の基本】

1) コヴィディエンジャパン株式会社 RMS 事業部編. PURITAN BENNETT GRAPHIC APPLICATION GUIDE.

2) 自治医科大学附属さいたま医療センター RST. これならわかる！人工呼吸器の使い方. 東京，ナツメ社，2018，7. 106.

3) 日本クリティカルケア看護学会監. 人工呼吸器離脱のための標準テキスト. 東京，学研メディカル秀潤社，2015，47-51.

4) 大阪府立呼吸器・アレルギー医療センター. はじめての人工呼吸器パワーアップ版. 大阪，メディカ出版，2016，22-36.

5) 磨田裕. もっとも楽しい人工呼吸ケア. 東京，学研メディカル秀潤社，2005. 219.

【8章 グラフィックによる異常発見】

1) コヴィディエンジャパン株式会社 RMS 事業部編. PURITAN BENNETTTM GRAPHIC APPLICATION GUIDE.

2) 日本クリティカルケア看護学会監. 人工呼吸器離脱のための標準テキスト. 東京，学研メディカル秀潤社，2015，92-7.

3) 特集 人工呼吸患者のアセスメント. 重症集中ケア.（6，7），2017，10-14.

4) 磨田裕. もっとも楽しい人工呼吸ケア. 東京，学研メディカル秀潤社，2005. 219.

【9章 アラーム発生時の対応】

1) 自治医科大学附属さいたま医療センター RST. これならわかる！人工呼吸器の使い方. 東京，ナツメ社，2018，7. 107-10.

2) 日本クリティカルケア看護学会監. 人工呼吸器離脱のための標準テキスト. 東京，学研メディカル秀潤社，2015，57-61.

3) 岡元和文. 人工呼吸器と集中ケア Q&A. 第2版，東京，総合医学社，2014，105-306.

【10章 抜管の手順】

1) 自治医科大学附属さいたま医療センター RST. これならわかる！人工呼吸器の使い方. 東京，ナツメ社，2018，160-70.

2) 特集 人工呼吸患者のアセスメント. 重症集中ケア.（6，7），2017，41-4. 51-5.

3) 特集 見きわめ力アップ！人工呼吸器離脱を失敗させないケアポイント. 呼吸器ケア. 11（7）. 697-697.

【11章 NPPV 回路の組み立て方】

1) 石井はるみ. はじめての ICU 看護. 大阪，メディカ出版，2015. 136.

【12章 人工呼吸器を装着している患者の観察】

1) 自治医科大学附属さいたま医療センター RST. これならわかる！人工呼吸器の使い方. 東京，ナツメ社，2018，123-40.

2) 村上美好. 写真でわかる看護のためのフィジカルアセスメント―生活者の視点から学ぶ身体診察法. 東京，インターメディカ，2010，74-86.

3) 医療情報科学研究所. 病気がみえる vol.4 呼吸器. 第1版. 東京，メディックメディア，2008，280-5.

4) 日本クリティカルケア看護学会監. 人工呼吸器離脱のための標準テキスト. 東京，学研メ

ディカル秀潤社, 2015, 69-75. 88-91.

6) 濱本実也ほか. 先輩ナースが伝授 みえる 身につく 好きになる アセスメントの「ミカタ」. 大阪, メディカ出版, 2011, 13-44.

7) 道又元裕ほか. クリティカルケア実践の根拠. 東京, 照林社, 2012, 56-62. 41-6.

8) 大阪府立呼吸器・アレルギー医療センター. はじめての人工呼吸器パワーアップ版. 大阪, メディカ出版, 2016, 38-43.

9) 山内豊明. フィジカルアセスメントガイドブック. 第2版. 東京, 医学書院, 2011, 46-95.

10) 特集 人工呼吸患者のアセスメント. 重症集中ケア. (6, 7), 2017, 5-9.

【13章 気道管理】

1) 日本クリティカルケア看護学会監. 人工呼吸器離脱のための標準テキスト. 東京, 学研メディカル秀潤社, 2015, 117-28.

2) 道又元裕ほか. クリティカルケア実践の根拠. 東京, 照林社, 2012, 68-9.

3) 大阪府立呼吸器・アレルギー医療センター. はじめての人工呼吸器パワーアップ版. 大阪, メディカ出版, 2016, 44-50.

4) 露木菜緒. カフ圧管理. 重症集中ケア. 12 (6), 2014, 79-85.

5) CONVIDIEN. 自動カフ圧コントローラ説明書.

6) 道又元裕ほか. 人工呼吸器管理実施ガイド. 東京, 照林社, 2009, 381.

7) NTT東日本関東病院看護部. 決定版ビジュアル臨床看護技術. 東京, 照林社. 2011, 392.

8) COVIDIEN. "エコキャス"
https://www.medtronic.com/content/dam/covidien/library/jp/ja/product/suction/suction-echo-cath-sales-sheet.pdf (2021年1月閲覧)

9) 気管吸引ガイドライン2013. 人工呼吸. Jpn J Respir Care. 30, 2013, 75-91.
https://minds.jcqhc.or.jp/docs/minds/ES/CPGs2013_EndotrachealSuction.pdf. (2021年1月閲覧)

【14章 人工呼吸器管理下のケア】

1) 岸本裕充. COACH〈Clinical Oral Assessment Chart〉. 岸本裕充編. 口腔アセスメントカード. 学研メディカル秀潤社, 東京, 2013, 2.

2) 日本呼吸療法医学会人工呼吸中の鎮静ガイドライン作成委員会. 人工呼吸中の鎮静のためのガイドライン. 人工呼吸. 24(2), 2007, 146-147.

3) Kress JP et al. Sedation in the mechanically ventilated patient. Crit Care Med. 34 (10), 2006, 2541-2546.

4) 日本集中治療医学会J-PADガイドライン作成委員会. 日本版・集中治療室における成人重症患者に対する痛み・不穏・せん妄管理のための臨床ガイドライン. 日本集中治療医学会誌. 21(5), 2014, 542-544.

5) 日本クリティカルケア看護学会監. 人工呼吸器離脱のための標準テキスト. 東京, 学研メディカル秀潤社, 2015, 129-35.

6) 道又元裕ほか. クリティカルケア実践の根拠. 東京, 照林社, 2012, 72-3.

7) 大阪府立呼吸器・アレルギー医療センター. はじめての人工呼吸器パワーアップ版. 大阪, メディカ出版, 2016, 51-3.

8) 清水孝宏. もっと知りたいICUナースの常識41. ICNR. 3 (4), 2016, 13-5. 23-5.

9) 小幡祐司. オーラルケア. 重症集中ケア. 14 (3), 39.

10) 日本集中治療医学会看護部会. "チューブ管理方法と抜去時の対応". 2010, 12. https://www.jsicm.org/pdf/gl-shintai-kosoku201012.pdf (2021年1月閲覧)

索引

先輩ナースの書きこみがぜんぶのってる！　コツぶっくす

人工呼吸器

2021年3月1日発行　第1版第1刷ⓒ
2024年6月10日発行　第1版第4刷

編　著　兵庫県立尼崎総合医療センター　看護部

発行者　長谷川 翔

発行所　株式会社メディカ出版
　　　　〒532-8588
　　　　大阪市淀川区宮原3−4−30
　　　　ニッセイ新大阪ビル16F
　　　　https://www.medica.co.jp/

編集担当　江頭崇雄

組　版　イボルブデザインワーク

装　幀　加藤愛子（オフィスキントン）

本文イラスト　はやし ろみ

印刷・製本　日経印刷株式会社

ISBN978-4-8404-7523-5　　　　　　　　　　　　　　　Printed and bound in Japan

当社出版物に関する各種お問い合わせ先（受付時間：平日9：00〜17：00）
●編集内容については、編集局 06-6398-5048
●ご注文・不良品（乱丁・落丁）については、お客様センター 0120-276-115